Kleines Katzen-Kamasutra

Feine Geheimtipps für Liebe-Genießer

Kleines Katzen Kama Sutra

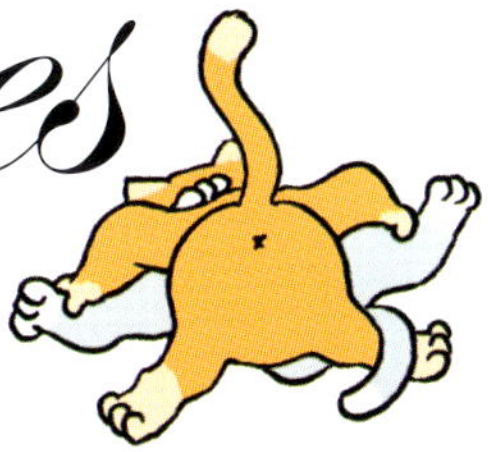

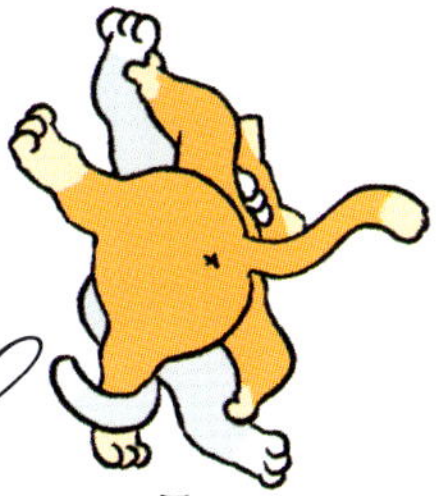

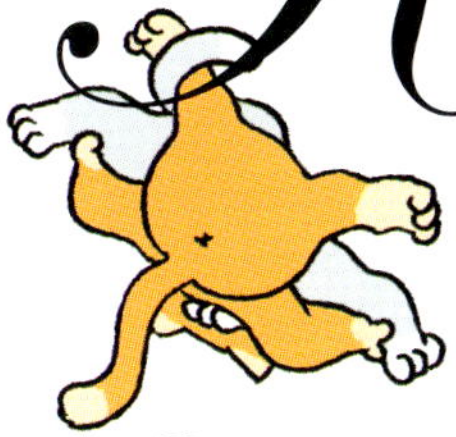

Feine Geheimtipps für Liebe-Genießer

Text Claire Gaudin
Illustration Christian Gaudin
Farbgestaltung Amazing Amé
Aus dem Französischen von Elmar Tannert

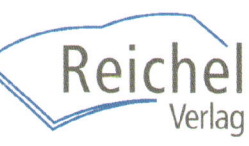
Reichel Verlag

Den Liebenden der Gegenwart, Zukunft und Vergangenheit gewidmet...

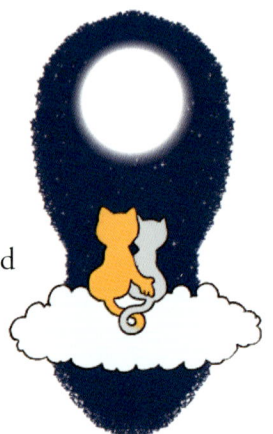

Anmerkung

Die Sexualität ist ein Spiel...
und sie hat Spielregeln, die erlern-
bar sind. Wer sich die Zeit nimmt,
seinen Körper kennen zu lernen,
die eigenen erogenen Zonen und
die des Geliebten zu erkunden und
eine Beziehung voll Zärtlichkeit
und Respekt aufzubauen, erschafft
sich die Basis für ein erfülltes
Liebesleben.

Der Geist wird still, die Zeit ver-
löscht, die Körper verlieren sich -
ganz ohne Worte.

Die Verschmelzung der Körper
und ihrer Energien tragen euch
weit hinaus, weit, weit weg...

Um das uralte Thema Sexualität
einmal ganz leicht, sensibel und
lustvoll anzugehen, haben wir das
Kleine Katzen-Kamasutra wieder
mit unseren herzerfrischenden
Katzen illustriert.

Die begnügen sich aber nicht damit,
schnurrend alle viere von sich zu
strecken, sondern zeigen eine
Sexualität ohne Tabus – für alle, die
ihre Liebe noch lustvoller, liebevol-
ler und zärtlicher leben möchten.

Genießt also unsere kleinen
Liebesgeheimnisse, die wir nach
allen Regeln der Kunst verfasst
haben.

Die Autoren

I – DIE VORSPIELE DER LIEBE

II - DIE LIEBESSTELLUNGEN

KATZEN-MIAUS

42 DAS HÖCHSTE DER GEFÜHLE

44 DER TANTRISMUS

Die Vorspiele der Liebe

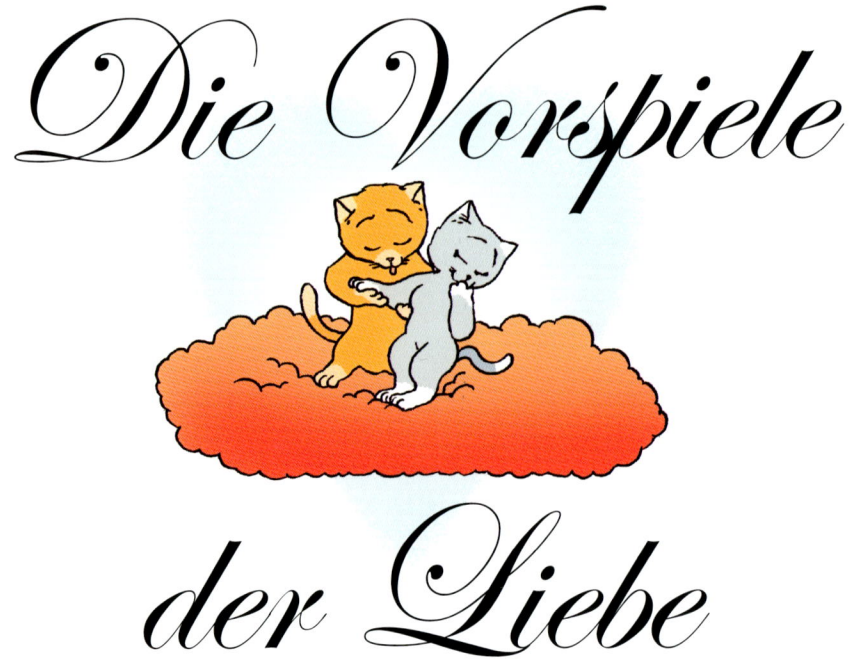

L asst euch von der Lebenskunst und Intuition der Katzen leiten.

Zunächst hört vor allem auf euren Körper und genießt es, einmal ganz anders zu atmen. Entdeckt die körperliche Seite der Liebe und versucht, euch auf mannigfaltigste Weise zu massieren, zu küssen und zu liebkosen...

Macht euch die Liebeslust der Katzenart zu eigen!

Bevor ihr euch liebt

Kleine Übungen, die euch helfen, tiefer zu atmen, euch zu entspannen und euren Körper besser kennen zu lernen. Damit baut ihr den Sockel, auf dem die körperliche Liebe ruht.

Das Loslassen

Legt euch mit angezogenen Beinen auf den Rücken. Die Unterlage sollte nicht zu weich sein – ideal wäre ein Teppich. Atmet durch die Nase ein.

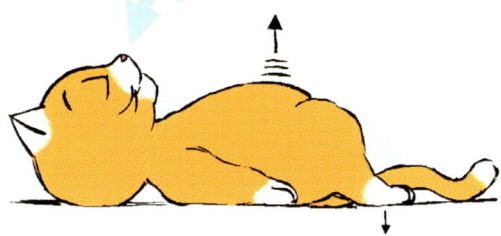

Dann atmet ihr mit Druck wieder aus. Zieht dabei den Bauch ein und öffnet den Mund, um den Atem geräuschvoll auszustoßen, als würdet ihr einen langen Seufzer von euch geben. Atmet auf diese Weise mehrmals ein und aus und entspannt dabei den ganzen Leib.

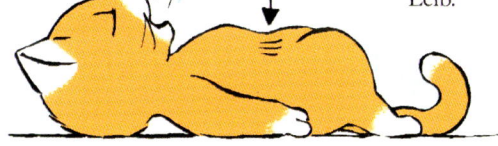

Der Atem der Liebe

Ihr bleibt auf dem Rücken liegen. Stellt euch jetzt vor, dass ihr durch eure Geschlechtsorgane Atem holt. Beim Einatmen tritt die Luft durch den Damm ein und füllt den ganzen Bauchraum. Beim Ausatmen nimmt sie denselben Weg zurück. Atmet auf diese Weise mehrmals und bleibt dabei ruhig und entspannt liegen.

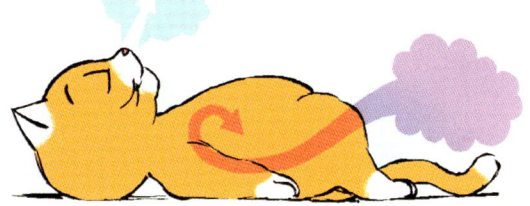

Nun drückt ihr beim Einatmen die Fußsohlen leicht gegen den Boden und zieht, wenn ihr Luft geholt habt, den Damm zusammen – so, als ob ihr eure Blase schließen wolltet.

Atmet wieder aus, entspannt dabei den Dammbereich und löst den Druck der Füße gegen den Boden.

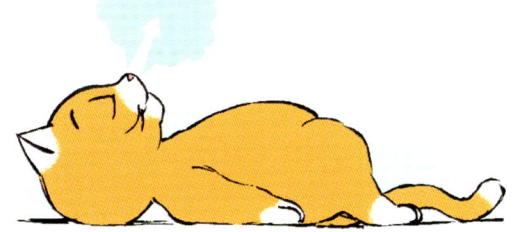

Bevor ihr euch liebt

Der Schmetterling

Ihr liegt auf dem Rücken, die Beine angewinkelt. Setzt den Atem der Liebe während der gesamten Übung fort.

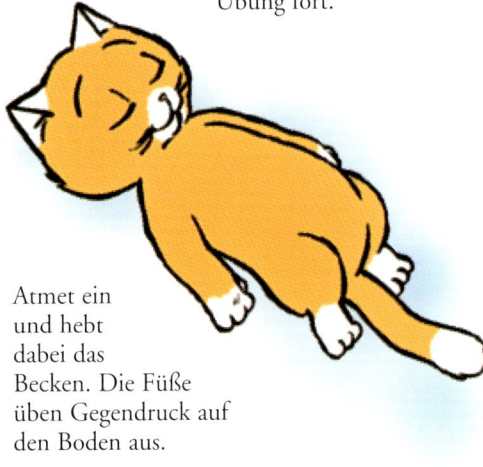

Atmet ein und hebt dabei das Becken. Die Füße üben Gegendruck auf den Boden aus.

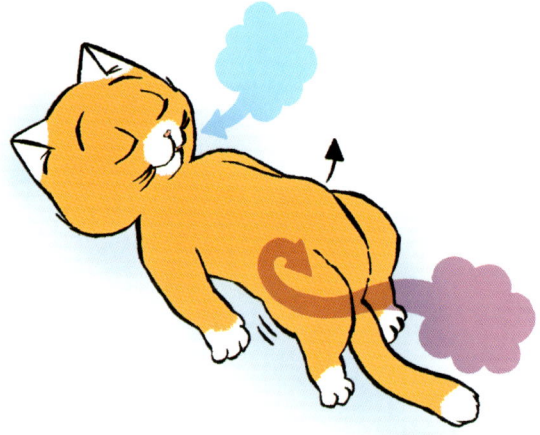

Atmet aus und lockert die Beine, so dass sie sich öffnen.

Bei jedem Ausatmen entspannen sich die Beinmuskeln, und die Knie entfernen sich voneinander.

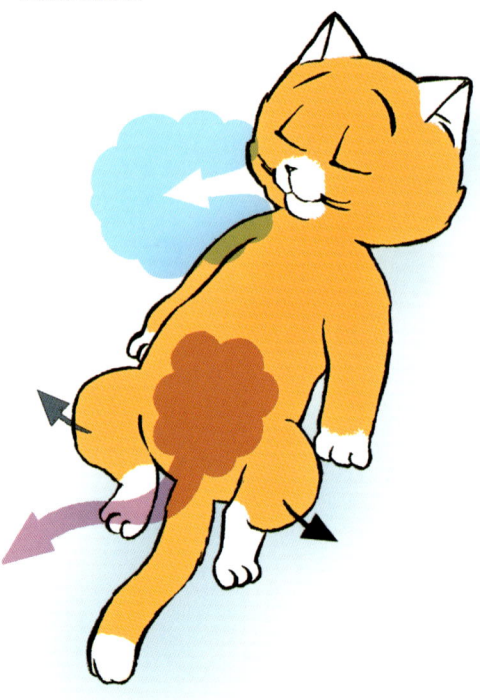

Wie fühlt es sich an?

Das Vibrato

Hebt, in der gleichen Position mit angewinkelten Beinen, beim Einatmen den Po und lasst beim Ausatmen das Becken vibrieren. Nach dem Ausatmen ruht der Po wieder auf dem Boden. Spannt beim nächsten Atemzug die Gesäßmuskulatur wieder an und beginnt von vorn.

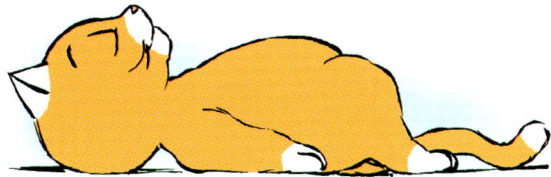

Atmet auf diese Weise mehrere Male ein und aus.

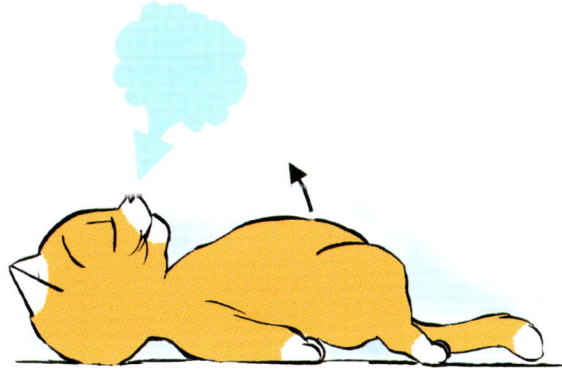

Hebt beim Einatmen den Po.

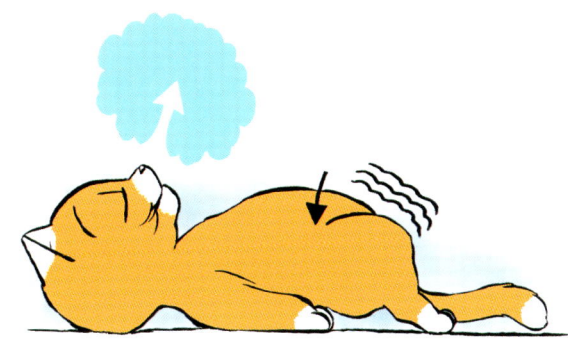

Lasst beim Ausatmen das Becken vibrieren.

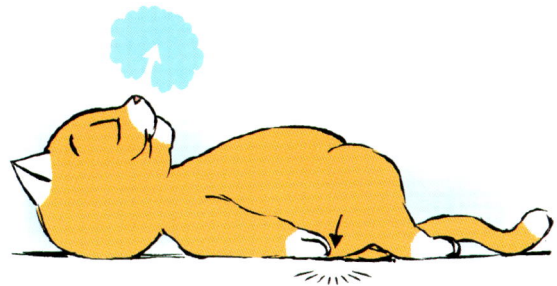

Lasst dann wieder den Po auf dem Boden ruhen.

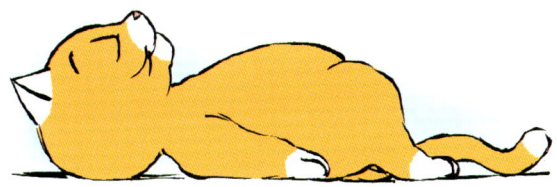

Beginnt von vorn.

Die Massagen

Grundlagen der Massage

Gibt es etwas Schöneres zur Einstimmung als eine Massage? Für eine gute Massage braucht man nur ein wenig Aufmerksamkeit und viel Zärtlichkeit – und unsere Ratschläge: nehmt euch Zeit, auf die Atmung eures Partner zu achten, bevor ihr mit der Massage beginnt und legt beim Ausatmen sanft die Hände auf.

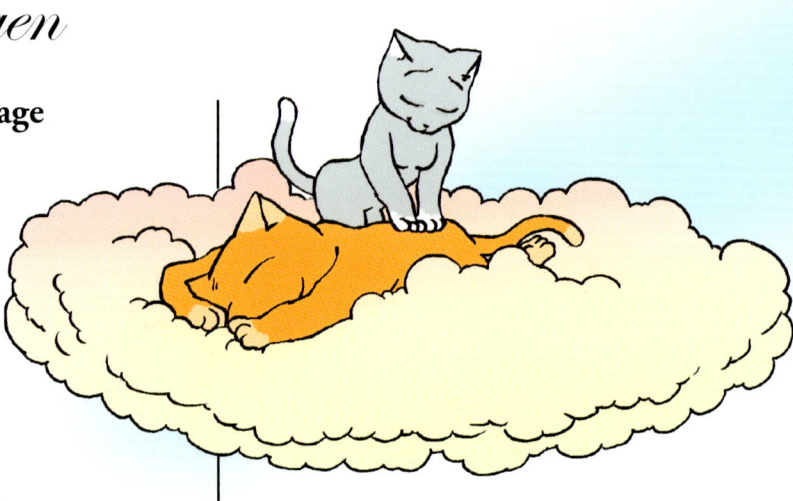

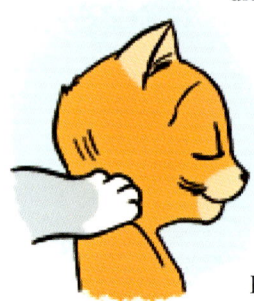

Massiert am Anfang und am Ende nur mit ganz leichten Berührungen, um dem Körper ein Gefühl der Einheit zu geben.

Wenn ihr eine weiter entfernt liegende Körperstelle massieren wollt, so lasst die Hand über die Haut dorthin gleiten, um die beiden Punkte miteinander in Verbindung zu bringen. Zum Auftragen von Massageöl legt ihr die eine Hand mit dem Handrücken auf die betreffende Körperstelle, nehmt das Ölfläschchen in die andere und träufelt das Öl in die Handfläche.

Setzt zur Massage auch euer Körpergewicht ein, damit ihr nicht so schnell ermüdet.

Am Anfang solltet ihr euch auf den Rücken konzentrieren, dort sammeln sich zahlreiche Verspannungen. Ihr könnt aber auch mit einer Fußmassage beginnen, für die man sich nicht auszuziehen braucht.

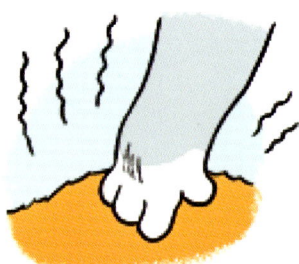

Haltet mit einer Hand immer Kontakt zu dem Körper eures Partners.

Wie man massiert

Ihr könnt mit den Händen über die Haut streichen, erst sanft, dann allmählich kräftiger kneten, walken und drücken – mit der Handfläche, mit der Handkante oder mit der ganzen Hand.

Der Rücken

Verwendet beide Daumen und führt sie parallel entlang der Wirbelsäule. Um Verspannungen zu lösen, bewegt ihr sie in kleinen Kreisen und übt dabei sanften Druck aus.

Verstärkt den Druck allmählich, wenn der Muskel sich entspannt.

Massiert den Rücken von oben nach unten, aber streicht ihn nur sanft und ohne Druck auf dem Weg von unten nach oben. Massiert fächerförmig nach außen, in Diagonalen, in Kreisen, in Achterbewegungen…

Verwendet die Finger geschlossen und gestreckt. Schließt die Hände zur Faust und massiert mit der äußeren Handkante.

Der Fuß

Bewegt die Zehen in alle Richtungen. Führt die Finger zwischen den Zehen hindurch.

Massiert jeden Zeh mit Daumen und Zeigefinger in Spiralen von unten nach oben.

Rollt die Zehen mit beiden Händen gegeneinander. Streicht über die ganze Fußsohle.

Massiert sorgsam zuerst die Innenkante des Fußes, vom großen Zeh bis zur Ferse, und anschließend die Außenkante.

Dann setzt ihr die Massage am Fußrücken fort, bis zum Knöchel. Zum Abschluss nehmt ihr den ganzen Fuß liebkosend in beide Hände.

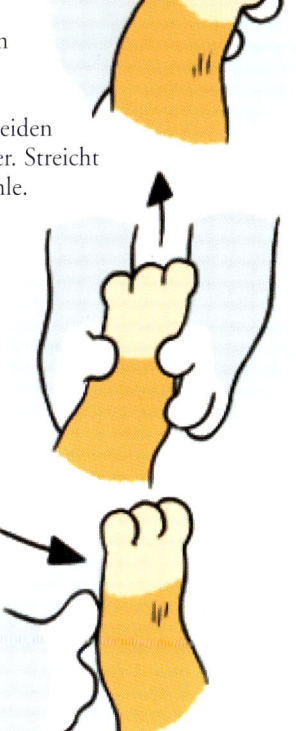

Wenn die Temperatur steigt

Was ist das für eine geheimnisvolle Kraft, die für die unwiderstehliche Anziehungskraft zwischen Liebenden sorgt? Trotz ihres beschränkten Geruchssinns sind die menschlichen Wesen sehr empfänglich für die Geruchssignale der Hormone. Experimente haben gezeigt, dass Frauen mit Vorliebe einen Partner wählen, dessen Gene den ihren möglichst unähnlich sind, indem sie unbewusst seinen Geruch analysieren, insbesondere den Schweißgeruch.

Der Tanz der Hormone

Im Herzen des Begehrens

Bei beiden Geschlechtern tritt vor allem das männliche Hormon Testosteron in Aktion. Aber auch die anderen Sexualhormone erhöhen die Empfindsamkeit der Geschlechtsorgane und bewirken, dass das Verlangen wie ein Pfeil empor schnellt. Im Feuerwerk des Orgasmus breiten sich Glückshormone über den ganzen Organismus aus.

In der Liebesbeziehung

Das Hormon der Verliebten ist das Amphetamin PEA. Es verhilft einem dazu, bis zum Morgengrauen wach zu bleiben; es macht hyperaktiv und vermindert den Appetit. Nach einigen Jahren verabschiedet es sich aus dem gemeinsamen Leben – wie schade!

Das Begehren, das auf eine ganz bestimmte Person gerichtet ist, wird in erster Linie vom Glückshormon Dopamin hervorgerufen, aber auch vom Serotonin, ein wichtiger Neurotransmitter mit antidepressiver Wirkung.

Eine Verbundenheit über lange Zeit wird von Vasopressin und Oxytocin gefördert – hormonelle Klebstoffe, die für das Gefühl des Wohlbefindens sorgen.

Die erotische Massage

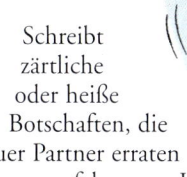

Lasst dieses Mal keinen Teil des Körpers aus! Liebkost sehnsuchtsvoll mit den Haaren, Händen, Fingern, Fingernägeln, Füßen, mit Mund, Zunge und Zähnen, mit den Brüsten und mit dem Geschlecht – und wir Katzen vergessen auch nicht Schnurrhaare und Schwanz!

Besonders empfänglich für Berührungen sind die Innenseite der Arme, die Wirbelsäule bis in den Lendenbereich, Hüfte und Seiten, der Bauch, das Schambein, die Brüste und die Brustwarzen.

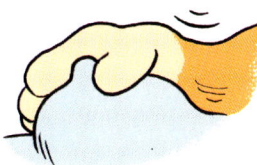

Malt kitzlige Zeichnungen auf der Haut mit den Fingern und Fingernägeln, in Strichen und in Punkten, geradlinig und geschwungen.

Schreibt zärtliche oder heiße Botschaften, die euer Partner erraten muss... entfaltet eure Kreativität!

Macht weiter, ganz nach Laune und Lust – klopft mit den Fingern, trommelt, krallt, kratzt...

Gleitet mit eurem ganzen Körper aufeinander zu, Haut an Haut. Schwingt miteinander, berührt einander, schlängelt ineinander, verwöhnt und vergöttert einander...

Und dann begebt euch in den Palast der Lüste.

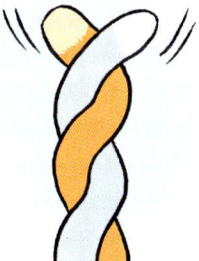

Der Kuss

Der Mund ist für Säuglinge das erste Zentrum der Lust.

Mund, Lippen und Zunge zählen zu den empfindlichsten Körperregionen. Für Babys ist dies eine lebenswichtige erogene Zone, verbunden mit dem Akt des Saugens und mit körperlicher Verschmelzung.

Nach dem ersten halben Lebensjahr folgt die Erkundung der Außenwelt durch Knabbern und Beißen.

Wir alle tragen eine unbewusste Erinnerung an diese Zeit in uns, die reich ist an sinnlichen Erfahrungen und eng verknüpft mit der Liebe der Mutter.

Der allererste Kuss

Es ist der Kuss der Initiation, an den man sich noch lange, lange Zeit erinnert... der Blick war in vage Ferne gerichtet, und über die Lippen kam ein romantisches Seufzen.

Aber wenn der Kater Nüsse genascht und dazu noch eine Zigarette geraucht hat, wird das der Abschiedskuss sein.

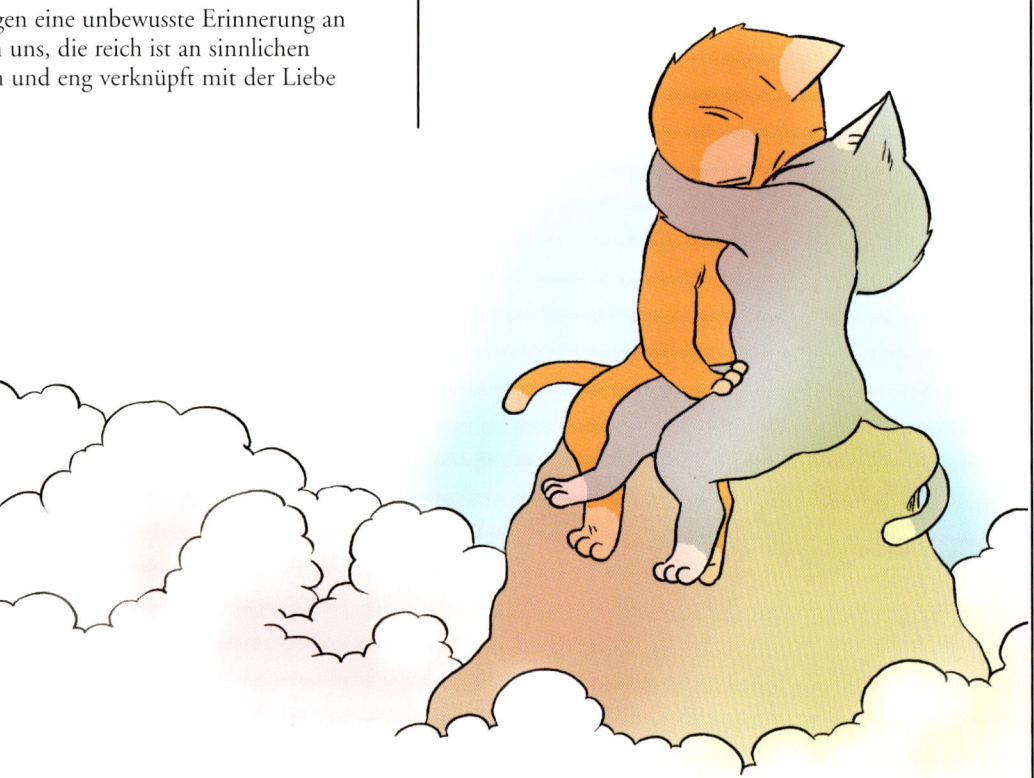

Der feuchte Schmatz

Mit geschlossenen Augen spielen beide
sehnsuchtsvoll mit den Lippen des
anderen.

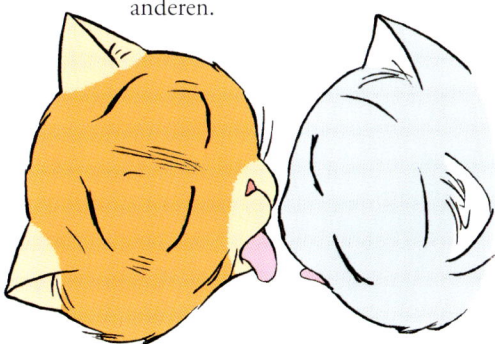

Küssen und Erschauern

Die Liebste schiebt ihre Unterlippe in den
Mund des Geliebten und lässt
sie spielerisch zucken.

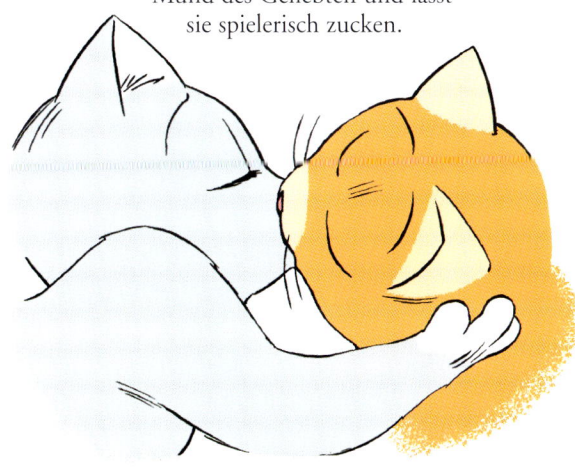

Die Jagd nach dem Kuss

Eine Variante unserer
Mäusejagd:

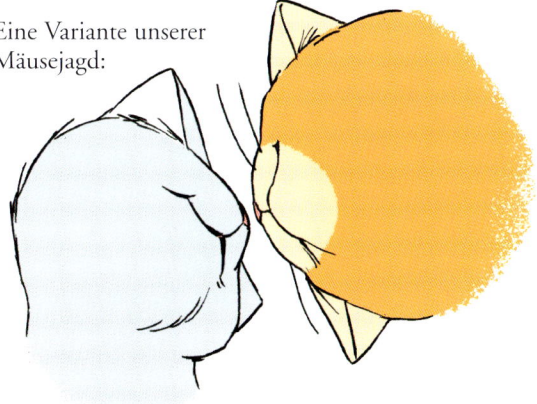

Ihr versucht, die Lippen des anderen zu
erhaschen. Wer als erster den Mund des anderen
erobert, hat gewonnen.

Der Kuss der höchsten Gefühle

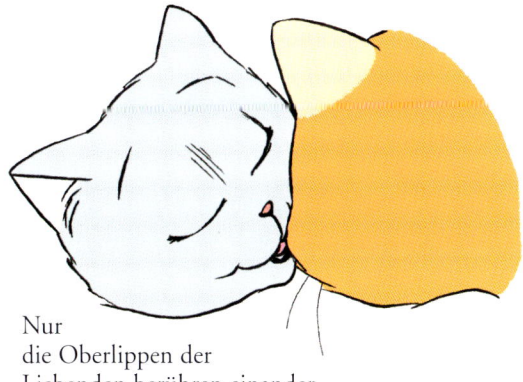

Nur
die Oberlippen der
Liebenden berühren einander.

Heisse Küsse

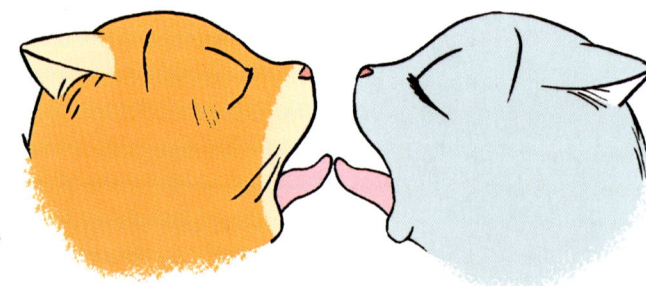

Die Menschen sind wahrhaft glücklich zu schätzen, sind sie doch die einzigen Säugetiere mit ausgeprägten Lippen. Und wenn man sich ansieht, wie die unterschiedlichen Körperzonen im Gehirn repräsentiert sind, stellt man fest, dass Mund und Zunge einen enorm großen Bereich innehaben.

Beim Küssen bewegen sich vierunddreißig Gesichtsmuskeln, und die Tür zur berühmten Cocktail-Bar der Hormone wird aufgestoßen – bedient euch nach Herzenslust! Wie merkwürdig, 50 Prozent aller Menschen tauschen niemals Zungenküsse aus.

Dieser intime Kuss verlangt ein wenig Zungenspitzengefühl. Ihr erforscht nicht den Grand Canyon oder das Liebesspiel der Schnecken. Und haltet euren Atem immer frisch!

Der versengende Kuss

Der Liebhaber schnappt mit rund geöffneten Lippen die Lippen seiner Gefährtin. Abwechselnd erkunden die Liebenden mit ihrer Zunge den Mund des anderen.

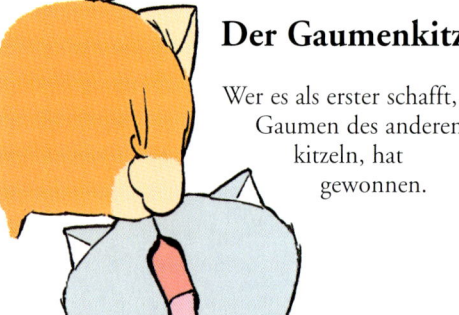

Der Gaumenkitzel

Wer es als erster schafft, den Gaumen des anderen zu kitzeln, hat gewonnen.

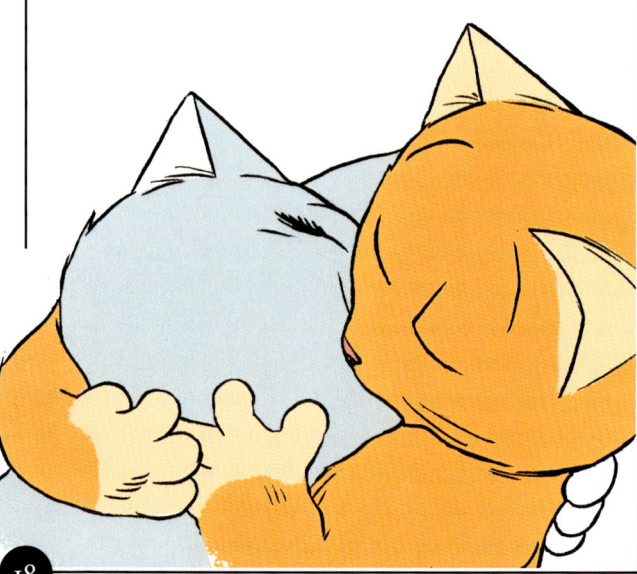

Der brennende Kuss

Sie ergreift mit zwei Fingern die Unterlippe ihres Geliebten und formt eine kleine Mulde; dorthin bewegt sie ihre Zunge zu einem heißblütigen Kuss.

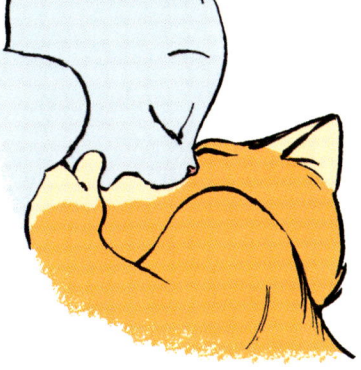

Der ultimative Kuss

Der ganze weibliche Körper sehnt sich danach, geküsst zu werden. Ob Gesicht, Ohren, Nacken, Hals, Schenkel, Rücken, Hüfte, Zehen – ihr werdet bald herausgefunden haben, was eure Partnerin erschauern lässt. Folgt mit halbgeöffneten Lippen einem Pfad auf ihrer Haut.
Malt ein vergängliches Kunstwerk mit der Zunge, kitzelt mit ihr alles, was in eurer Reichweite liegt, setzt kleine Tupfen mit der Zunge, indem ihr sie herausstreckt und wieder zurückzieht.

Nehmt ein kleines Stück Haut zwischen eure Lippen und knabbert, saugt, lutscht daran, schlürft es ein...

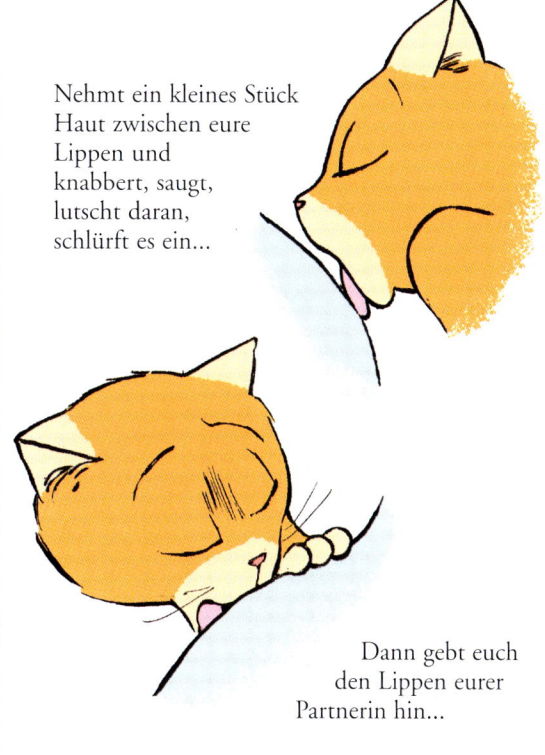

Dann gebt euch den Lippen eurer Partnerin hin...

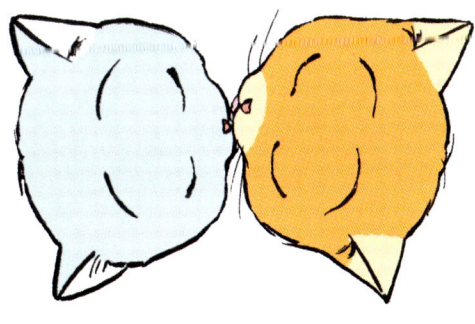

Er

Die Erektion

Die Wahrnehmung der eigenen Männlichkeit ist verbunden mit dem Bild, das der Mann von seinem Penis hat, und auch mit den körperlichen Empfindungen, die er durch ihn bekommt. Dieses Bild ändert sich im Lauf der Zeit. Das ganz besondere Gefühl des erigierten Penis – zu fühlen, wie ein Teil des Körpers jenseits der Reichweite des Bewusstseins anwachsen und unterschiedlich großen Raum einnehmen kann – ist für Frauen nur schwer nachzuvollziehen.

Der Orgasmus

Glücklich ist der Mann zu schätzen, der sich zu jeder Jahreszeit mit Frauen ausleben kann, denn die körperliche Liebe wirkt sich sehr positiv auf die Gesundheit aus. Es ist eine wahrhaft sportliche Übung, bei der körpereigene Gifte ausgeschieden werden und das gesamte Herz-Kreislauf-System angeregt wird. Der Orgasmus ruft eine rhythmische Muskelkontraktion im Genitalbereich hervor, zugleich erhöht sich die Herzfrequenz, und Körperbehaarung und Brustwarzen richten sich auf. Den Orgasmus hinauszuzögern, verstärkt die Lustgefühle und erzeugt „Mikro-Orgasmen", und für die Geliebte erhöhen sich die Chancen, dass ihre Befriedigung nicht zu kurz kommt.

Die Brustwarzen

Welchen Sinn haben seine Brustwarzen? Sie schmücken seine männliche Brust und sollen ihm Genuss bereiten. Diese kleinen Schmuckstücke sind viel weniger empfindlich als ihre, was nicht heißt, dass man sie vernachlässigen sollte: Überhäuft sie mit Küssen und Liebkosungen, knabbert und saugt an ihnen.

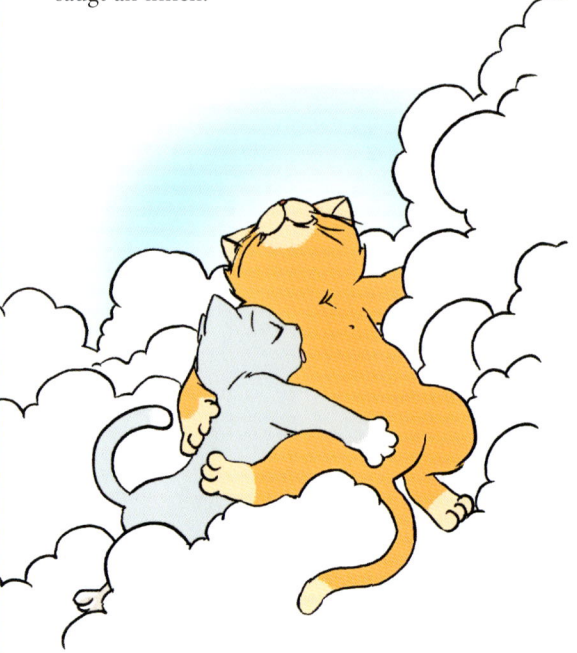

Die Prostata

Kennt ihr den verborgenen Schatz eures Liebsten, habt ihr seinen „Miau-Punkt" schon entdeckt?

Er ist mit dem weiblichen G-Punkt vergleichbar. Genau wie dieser muss auch die Prostata mit großem Feingefühl „von innen" berührt werden. Ein zweiter Miau-Punkt, den man durch Druck stimulieren kann, befindet sich im Dammbereich, zwischen Hodensack und Anus. Also, meine Damen, falls ihr euerem Geliebten ganz neue Gefühle verschaffen wollt, dann versucht die Miau-Massage.

Beginnt mit einer äußeren Massage des zweiten Miau-Punkts. Berührt die Damm-Zone zuerst nur sanft und lockert sie allmählich. Den intimen Ring (Schließmuskel) entspannt ihr, indem ihr sacht mit der Daumenkuppe Druck ausübt – ähnlich, als würdet ihr auf einen Schalter drücken.

Dann massiert ihr die Rosette behutsam mit einem Gleitmittel.

Erkundet das Innere vorsichtig mit einem Finger, um die Prostata zu finden. Sie befindet sich ein Stück weit aufwärts auf der „Bauchseite" und fühlt sich weich und geschmeidig an. Lasst eueren Finger darübergleiten und kitzelt sie ein wenig. Macht weiter mit leichtem Druck und kreisförmigen Bewegungen.

Um eueren Geliebten vollkommen glücklich zu machen, könnt ihr ihm während der Prostata-Massage Liebkosungen mit Mund und Hand schenken.

Wenn der ekstatische Augenblick kommt, werdet ihr spüren, wie der Miau-Punkt härter wird und sich zusammenzieht – stimuliert ihn während des Orgasmus weiter und staunt über die Wirkung!

Und wenn jetzt euer Blick in die Augen eures Liebsten eintaucht, werden sie euch wie zwei Seen unendlicher Liebe erscheinen.

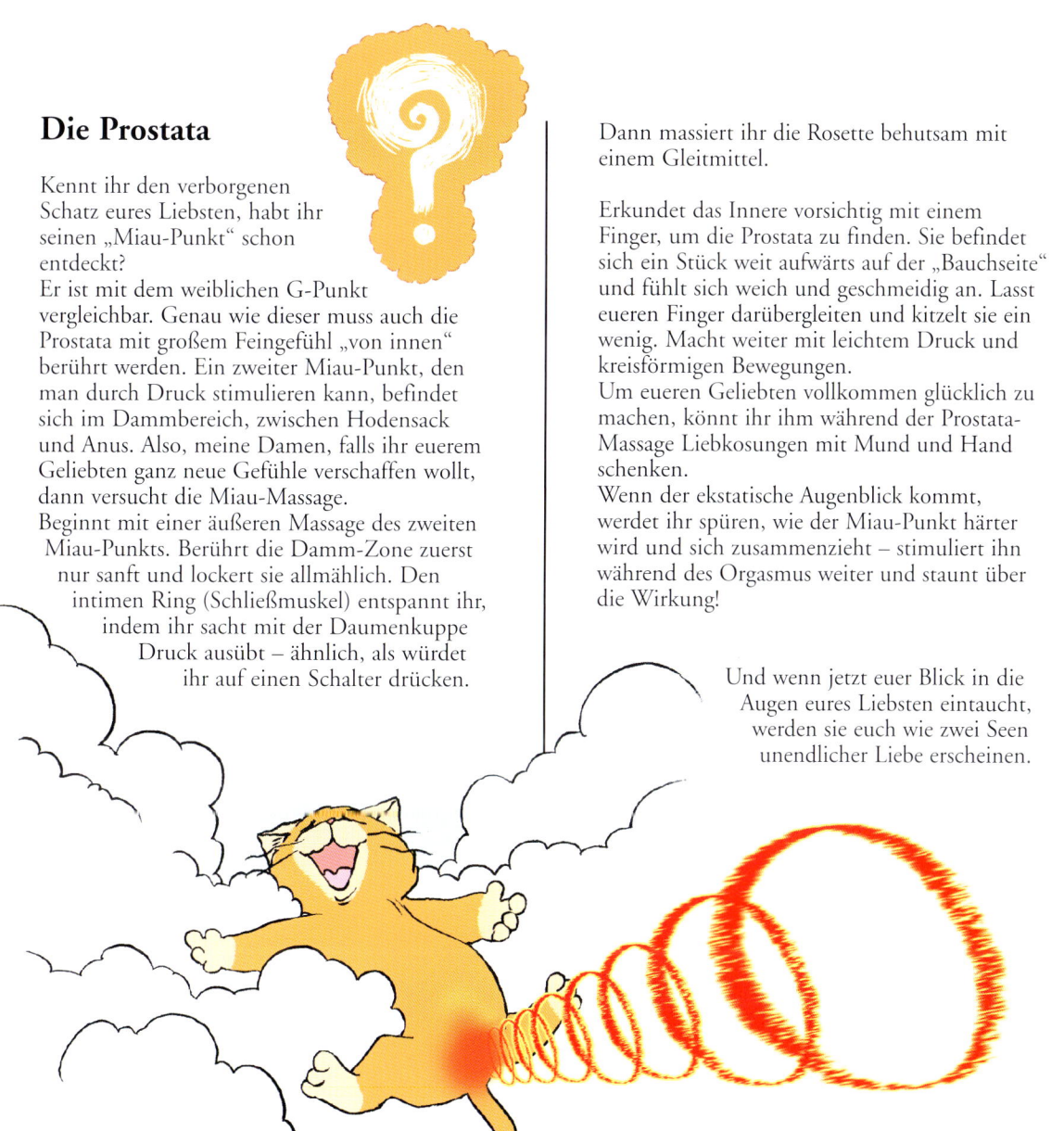

Sie

Frauen sind die Königinnen der Liebe und Zärtlichkeit, sie bilden den Sockel, auf dem die ganze Welt ruht... sie verdienen es, geachtet, verwöhnt und verehrt zu werden...

Die Stimulierung der Rosenknospe

Das erigible Gewebe der Klitoris ist größer, als man denkt; 96 Prozent ihrer Oberfläche sind nicht sichtbar. Die „große Klitoris", ihr innerer Teil also, setzt sich aus zwei großen Schwellkörpern zusammen, die sich unter den Schamlippen befinden und zwischen 6 und 8 cm groß sind. Bei Erregung füllen sie sich mit Blut und schwellen an.

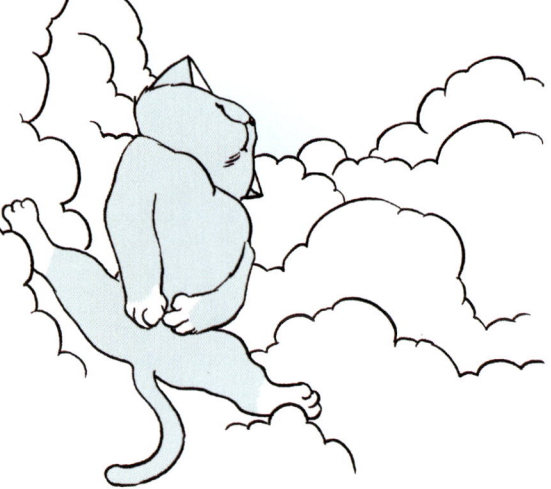

Um der „kleinen Klitoris" glühende Lust zu bereiten, muss man sie mit Sanftheit und Feingefühl behandeln. Sie ist eine Welt für sich, verborgen unter einer winzigen Oberfläche. Jede Frau kennt genau die Stelle, an der sie am empfindlichsten ist. Das kann die Klitoris sein mitsamt der umliegenden zarten Haut, die Vagina, die bis zum Rand der kleinen Schamlippen reicht. Manchmal sind es auch die Stellen, die beiderseits des Venushügels liegen, dort, wo die kleinen Schamlippen zusammenlaufen... die Geliebte sollte ihren Liebsten dazu bringen, ihre bevorzugten Zonen selbst zu entdecken.

Eine Liebkosung voller Genüsse: Der Mittelfinger kitzelt die kleine Klitoris, während der Zeigefinger und Ringfinger ihm von beiden Seiten beistehen. Manche ziehen es vor, die kleine Klitoris zwischen Daumen und Zeigefinger (oder zwei anderen Fingern) zu rollen.

Die süßesten Früchte der Welt

Die Brüste sind sehr empfindlich, man darf sie nicht zu heftig kneten. Die überaus große Feinheit der Haut, das Anschwellen der Brustwarzen und ihrer Höfe, die verlockenden Rundungen: was für ein überwältigender Genuss!

Der Miau-Punkt

Frauen besitzen die Fähigkeit, mehrere Orgasmen nacheinander zu erleben, die sie auf verschiedenen Wegen erreichen können. Einer führt über den „Miau-Punkt" (G-Punkt), an der vorderen Innenwand der Vagina gelegen. Durch die Stimulierung dieses erektionsfähigen Organs kann eine trügerische Empfindung hervorgerufen werden, die sich anfühlt wie der Drang, Wasser zu lassen. Die Skene'schen Drüsen, die sich entlang der Harnröhre befinden, setzen sich aus dem gleichen Gewebe zusammen wie die Prostata. Beim Orgasmus lösen sie eine Ejakulation aus, die oft unbemerkt vor sich geht, aber auch sehr reichlich ausfallen kann. Die farblose Flüssigkeit, die dabei ausgestoßen wird, ähnelt dem männlichen Sperma. Dieser ganz natürliche Vorgang hat in keiner Weise mit Inkontinenz zu tun.

Der Miau-Punkt ist Teil der großen Klitoris und gehört möglicherweise zu einer ganzen Reihe mehr oder weniger empfindlicher erogener Zonen, die bei jeder Frau anders ausgeprägt sind. Die besten Positionen zur Stimulierung des Miau-Punktes sind diejenigen, bei denen die Frau ihren Geliebten reitet, oder er sich hinter seiner Gefährtin befindet.

Das Pulsieren

Während das Paar unbeweglich vereint verharrt, liebkost sie den Penis in ihr mit den rhythmischen Bewegungen, die ihm gefallen.

Dies ist eine gute Übung, um während einer Schwangerschaft oder in der Menopause die Dammmuskulatur aufzubauen.

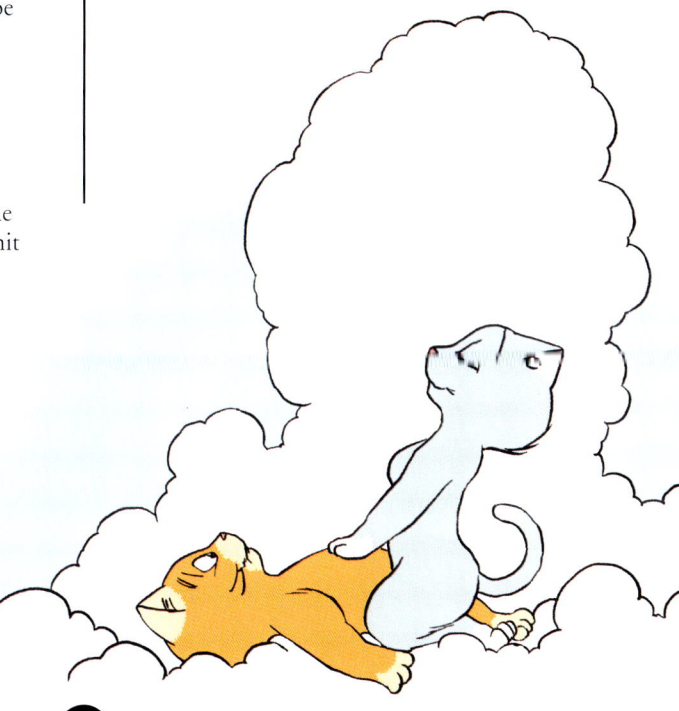

Lieben mit dem Mund

Die Symphonie des Blütenstabs

Die Fellatio, die man dem Liebsten schenkt, steigert die Lust wie ein Orchester-Crescendo.

Zuerst soll die Zunge leicht werden wie eine Feder, nur ganz leicht streift sie die Frucht, von der sie kosten will.

Verheißungsvoll gleitet sie den ganzen Schaft hinauf und hinab.
Dann wird sie spitz und angriffslustig und kitzelt die empfindlichsten Stellen, den Kranz um die Eichel, das Bändchen und die Eichel selbst. Die Lippen bekommen Lust, zu küssen, und gleiten von unten nach oben. Endlich öffnen sie sich, nehmen den Leckerbissen in Gefangenschaft und lutschen ihn genießerisch.
Und auch der Mund probiert davon und saugt an diesem köstlichen Spielzeug.

Die Lippen drücken die Frucht zusammen, gleiten den Schaft weiter hinab und wieder hinauf, in einem berauschenden Auf und Ab.

Die Zunge verharrt nicht, sondern wirbelt verliebt um sie her, saugt und lutscht. Wenn der Partner es wünscht, kann die Gespielin seinen Miau-Punkt sanft stimulieren.

All diese Lustbarkeiten bringen den Kater bald an die Grenze zur Raserei.

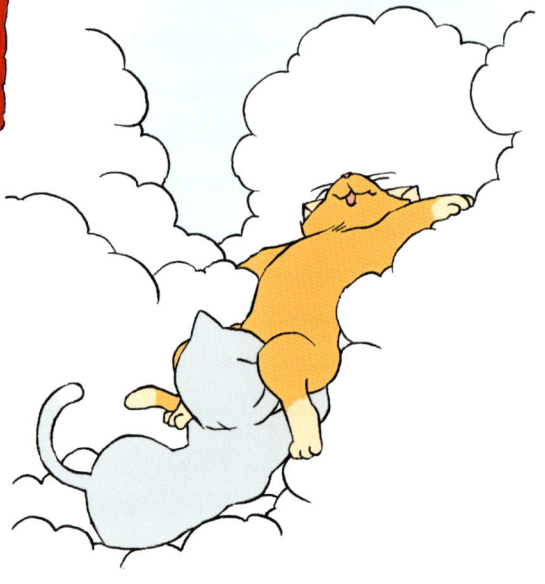

Ode an die Rosenknospe

Manche Männer kosten nie von diesem Leckerbissen – dabei ist es ein wunderbarer Liebesbeweis, den er seiner Geliebten schenken kann. Der Mund, warm und feucht, ist das ideale Instrument zur Stimulierung ihrer hochsensiblen Klitoris.

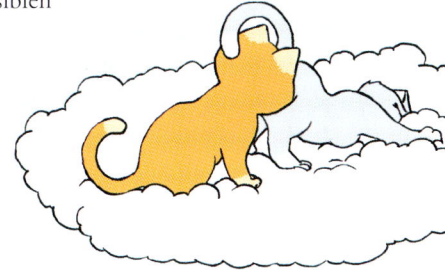

Sanft gedrückte
Küsse, begleitet von einem zarten Geräusch der Lippen, die sich öffnen und schließen, sind eine wunderschöne Einstimmung.
Dann beginnen die Lippen allmählich, die Rosenknospe zu erobern, liebkosen sie, saugen behutsam an ihr. Auch die Zunge begibt sich in den Reigen, sie genießt den göttlichen Nektar, und ihre Spitze kitzelt die kleine Klitoris, die sich immer mehr auflädt. Dann macht sich die Zunge groß, um keine Stelle rings um die Klitoris auszulassen, sie rollt sich um sie herum und dringt in ihre heiße Grotte ein. Sie überlässt ihren Platz den Fingern und macht sich von neuem auf, die Rosenknospe zum Erblühen zu bringen... bis zum grandiosen Abschluss-Feuerwerk!

Die Neunundsechzig

Diese süße Vereinigung geht auf klassische Art, sie auf allen vier Pfoten über ihrem Gefährten – aber ebenso gut auch umgekehrt. Wenn er auf dem Rücken liegt, hat er die Hände frei, um seiner Geliebten Lust zu schenken. Der Kopf aber hat nur begrenzte Möglichkeiten. Sie, auf allen vieren, reckt ihm in einem Tanz, wild oder lasziv, ihr Becken entgegen.

Die erholsamere Variante ist, auf der Seite zu liegen. Dabei legt jeder der Liebenden seinen Kopf auf den Schenkel des Partners, das andere Bein ist angewinkelt oder ein wenig angehoben.

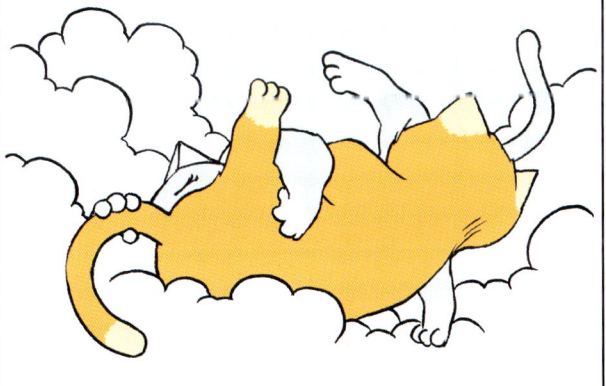

Die Liebesstellungen

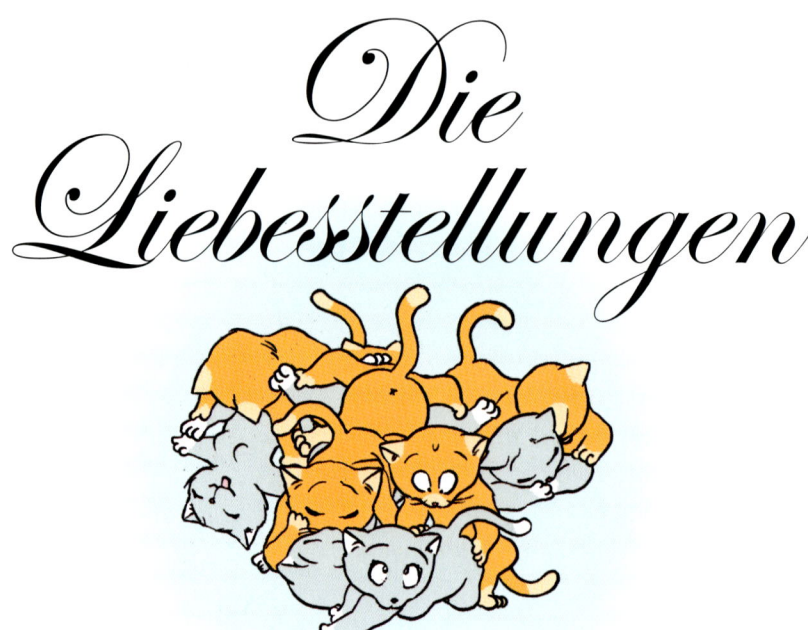

Die Erotik ist eine menschliche Besonderheit – sie verwandelt den einfachen Paarungsakt in eine Symphonie der Sinnlichkeit, wo das Begehren, das Erwecken der Sinne und der sexuellen Anziehung vom Körper ebenso wie vom Geist regiert werden.

Jedes Paar hat seine Lieblingspositionen. Diese intimen Rituale sollte man im Lauf der Zeit bereichern und erweitern, damit das Liebesleben nicht in Routine erstarrt. Daher laden wir euch dazu ein, erholsame, vergnügliche und prickelnde neue Umarmungen zu entdecken.

Vergesst dabei nicht eueren Kondomvorrat!

Die ruhende Stellung

Diese Stellung ist erholsam für beide und ideal für schwangere Frauen oder etwas beleibte Männer.

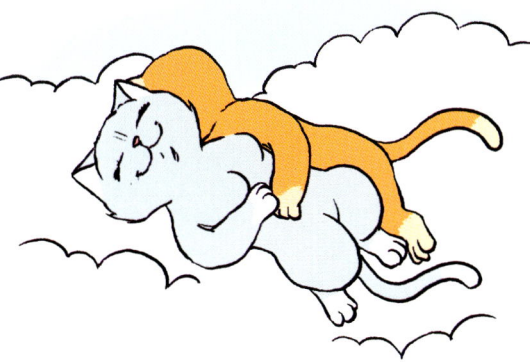

Er liegt auf seiner rechten Seite, sie liegt neben ihm, bequem ausgestreckt auf dem Rücken. Ihr rechtes Bein schiebt sie unter seines, ihr linkes Bein zwischen seine Schenkel.

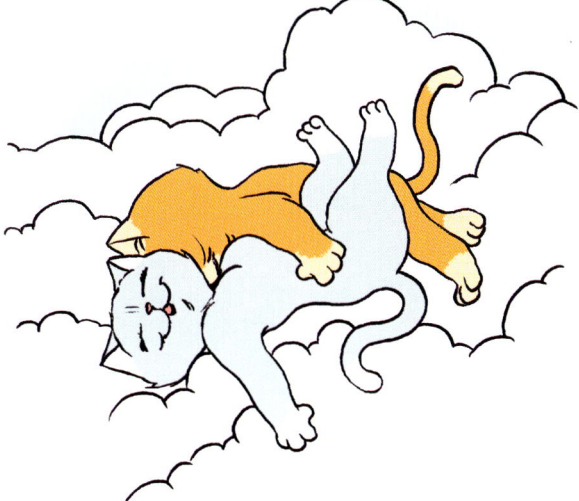

Zur lustvollen Abwechslung kann sie beide Beine zur Decke richten und sie zum „V" des Liebeskelchs formen.

Sie kann auch ihre beiden Beine über die seinen legen. Nun braucht sie sich nur noch ihrem Liebsten hinzugeben...

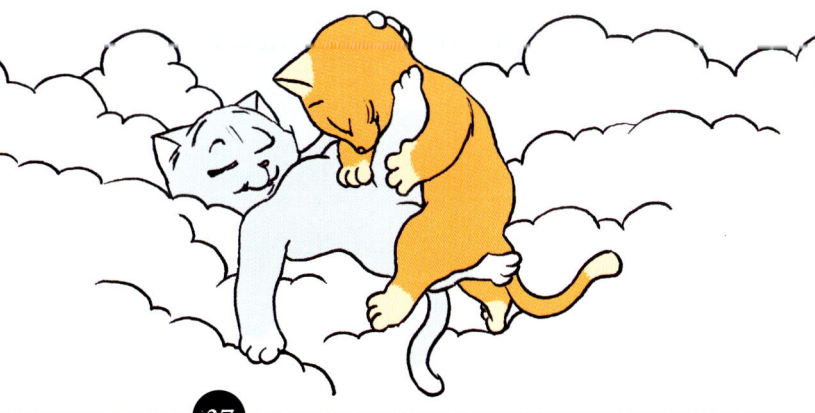

Das Löffelchen

Eine bequeme Position für schwangere Frauen, die dem Mann erlaubt, durch zärtliche Pausen und langsame Bewegungen seine Ejakulation zu kontrollieren. Die Geliebte dreht sich mit ausgestreckten Beinen zur Seite und wendet ihrem Schatz den Rücken zu.

Er umfasst sie und dringt in sie ein. Berauscht von ihrem Duft, greift er nach ihren vollen Brüsten oder nach ihrer taufeuchten Rosenknospe.

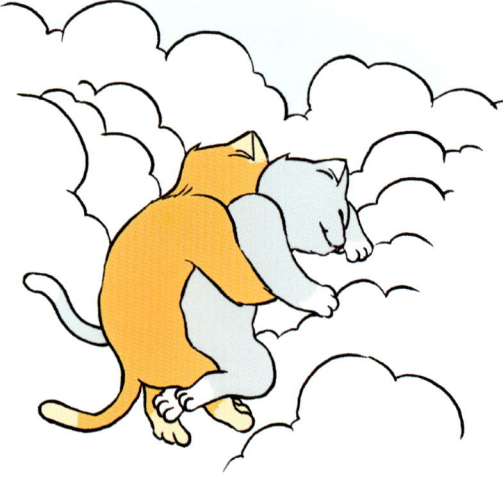

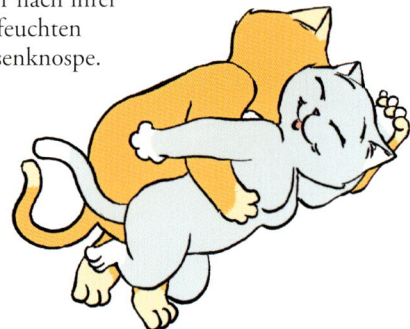

Sie kann sich ihm ganz hingeben und den Gipfel der Lust genießen.

Schlanke Paare werden ein prickelndes Finale bevorzugen: Sie dreht sich von der Seite auf den Bauch, ein Bein angezogen, damit sein Glied noch mehr Feuer in ihr entfachen kann.

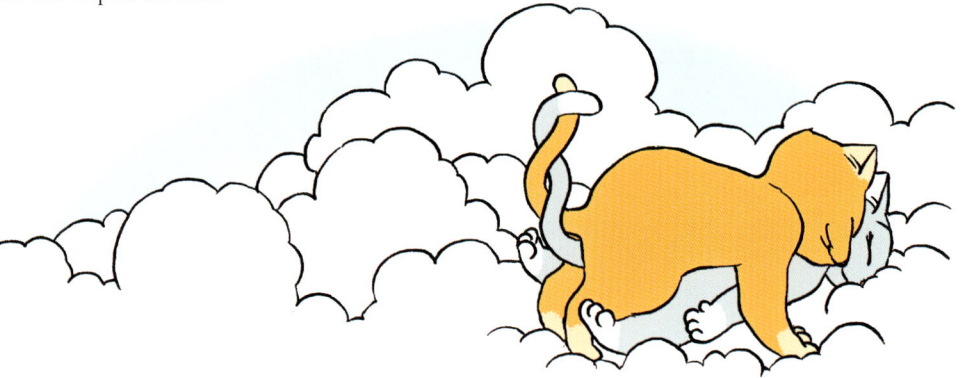

Der satte Genießer

Eine sehr angenehme und zugleich lustvolle Variante für ihn, der alle Bewegungen seiner Herzdame überlässt und sich dabei am Anblick ihres Hinterteils erfreut.
Er setzt sich mit gespreizten Beinen auf eine nicht zu weiche Unterlage und neigt sich leicht zur linken Seite.

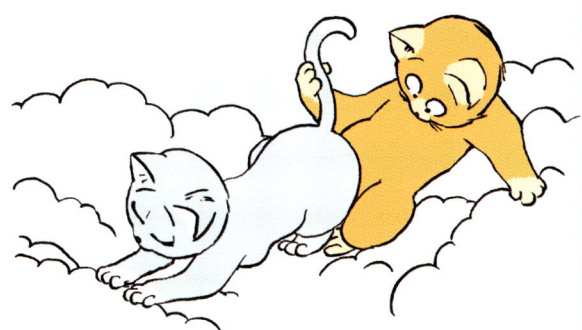

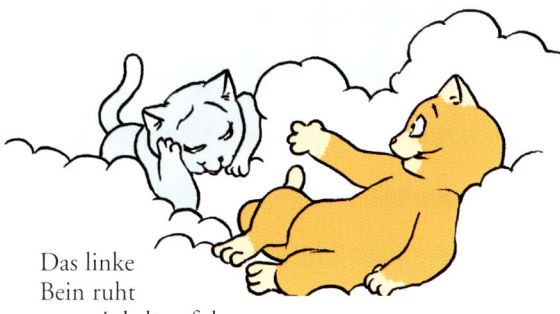

Das linke
Bein ruht
angewinkelt auf dem
Boden, der linke Arm stützt sich hinter dem Po auf, das rechte Bein ist etwas angehoben.
Seine Liebste wendet ihrem Herzbuben den Rücken zu und legt sich wie die Sphinx, mit aufgestützten Armen, auf den Bauch. Sie zögert es noch hinaus, sich mit ihrem Partner zu vereinigen und ihn in sich aufzunehmen.
Sie lässt es langsam angehen und gibt ihm so genug Zeit, seine Schaulust zu stillen.
Die Partnerin übernimmt bei diesem Tanz die Führung, variiert den Rhythmus und die Tiefe seines Eindringens. Wenn er ungestüm wird und am Liebesfest aktiv teilhaben will, so lässt sie ihn gewähren, indem sie ein Bein ausstreckt.

Ihr Liebhaber stützt sich auf seine angewinkelten Arme und plaziert seine Knie zu beiden Seiten ihres gestreckten Beins. Dann ist er bereit für den heißen abschließenden Tanz!

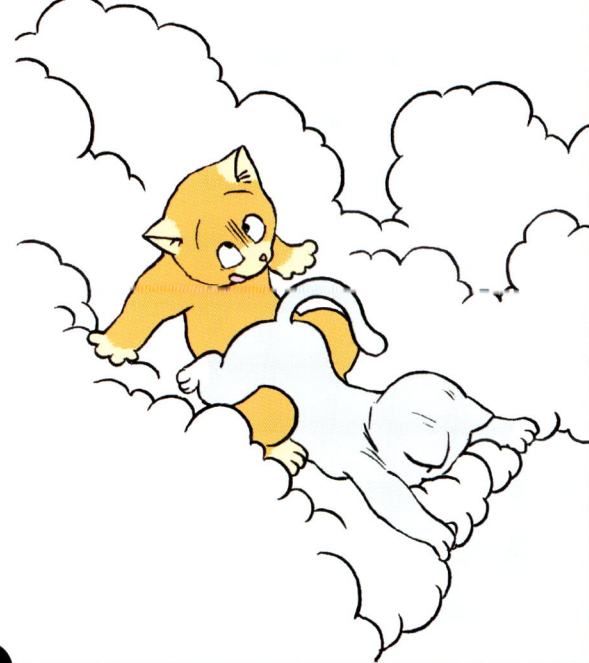

Die Füße auf dem Herzen

Sie liegt ausgestreckt auf dem Rücken, mit angezogenen Beinen; dann zieht sie die Schenkel bis an ihre Brust und kreuzt die Fußknöchel. Ihr Geliebter kniet ihr gegenüber.

Wenn ihre Beine ermüden, löst sie das Kreuz und legt die Beine an die Seiten ihres Partners und lässt sich überwältigen vom Auflodern der gemeinsamen Lust.

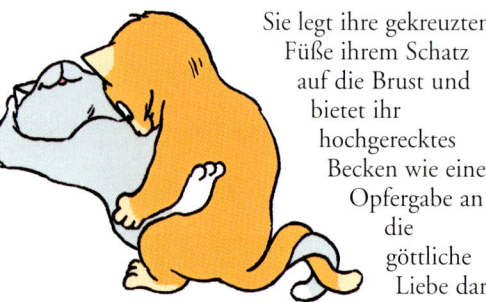

Sie legt ihre gekreuzten Füße ihrem Schatz auf die Brust und bietet ihr hochgerecktes Becken wie eine Opfergabe an die göttliche Liebe dar.

Diese Position macht die Vagina eng, und wenn sie des Guten noch mehr tun will, zieht sie die Muskulatur im Dammbereich rhythmisch zusammen.

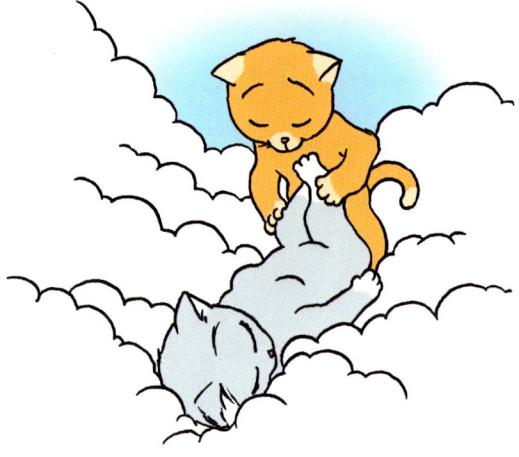

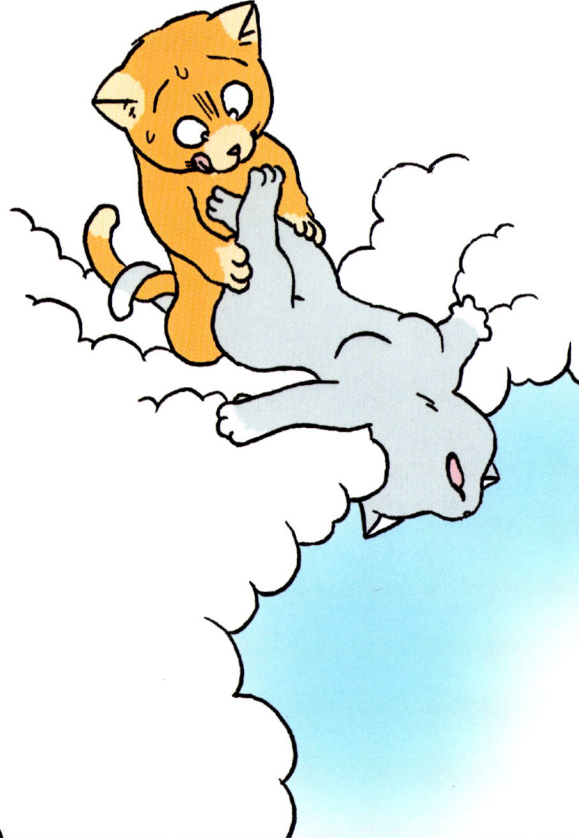

Die Reiterin

Diese beliebte Position, in der sie ihren Liebsten reitet, wird von allen Frauen hoch geschätzt: sie spüren den Geliebten intensiv und tief in sich und können mehrere Höhepunkte erreichen.

Er liegt auf dem Rücken, seine Geliebte kniet sich über ihn und bietet ihm eine heiße Show.

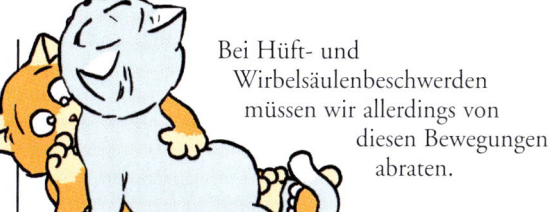

Bei Hüft- und Wirbelsäulenbeschwerden müssen wir allerdings von diesen Bewegungen abraten.

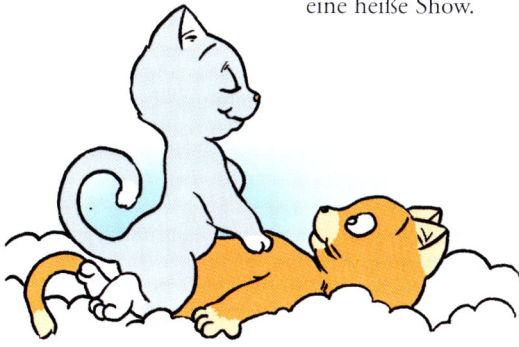

Für die ultimative Reiterkolonne stützt sie ihre Hände an der Wand hinter ihrem Geliebten ab oder zu beiden Seiten seines Kopfes – nun kann sie sich und ihn in den letzten unaussprechlichen Glücksrausch stürzen.

Der Geliebte kann vom ersten Rang aus den atemberaubenden Tanz der Brüste genießen. Sie variiert den Rhythmus und ihre Beckenschwünge und kümmert sich mit einer Hand um ihre Klitoris.

Dabei hat sie das Wohlbefinden ihres Partners im Blick und achtet in dieser Stellung darauf, den Penis nicht zu biegen. Aber sie wird ihren Partner mit Drehungen – als würde sie auf- und zuschrauben – um die männliche Achse überraschen.
Die Beine bleiben in ihrer Position, die Brüste und das Becken drehen sich abwechselnd von einer Seite zur anderen.

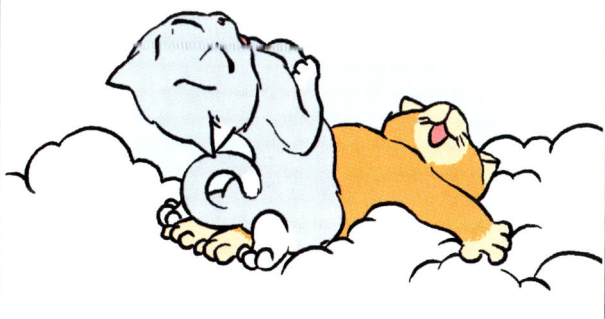

Die kecke Mieze

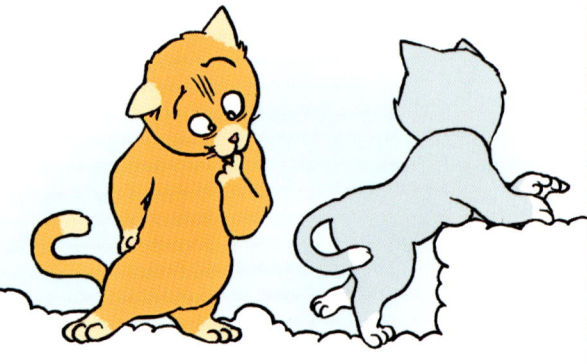

Ihr Geliebter steht hinter ihr. Er packt sie bei den Hüften, um sie ungestüm zu nehmen und schnurrt ihr sanfte Worte der Liebe zu – die immer gepfefferter werden, je mehr sie sich dem Gipfel nähern!

Diese Position lässt sich auf jeder Oberfläche ausführen, die in ihrer Höhe dem Größenunterschied der Liebenden angepasst ist.

Sie macht sich zum Objekt der Begierde, beugt sich über den Tisch und stützt sich mit den Unterarmen auf. Ein Bein steht auf dem Boden, das andere ruht angewinkelt auf dem Tisch während sie ihr göttliches Lustschloss enthüllt.

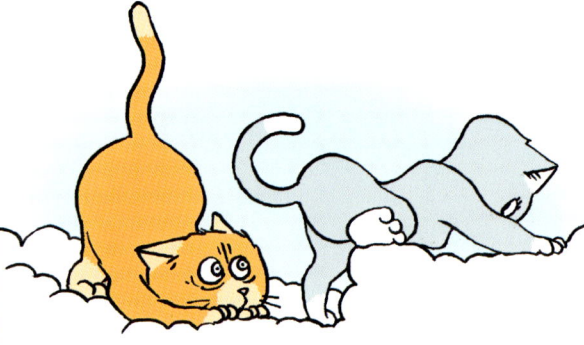

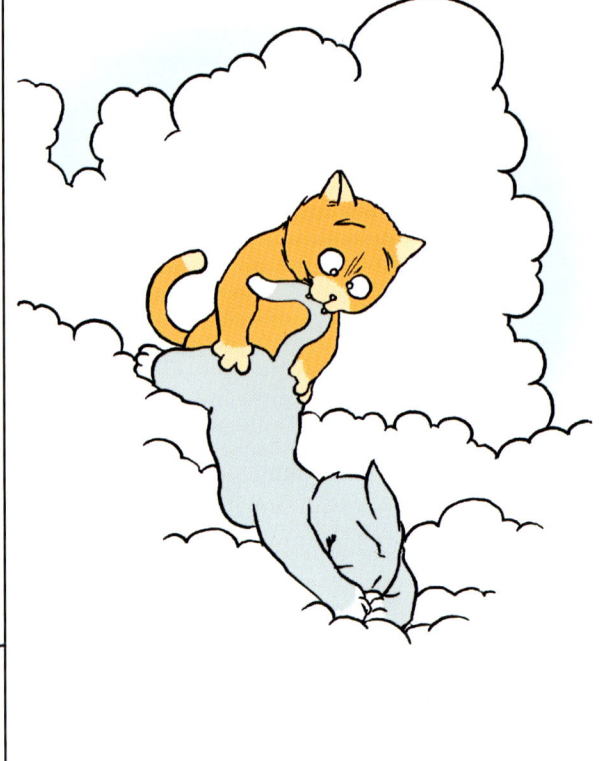

Der Aufstieg in den Siebten Himmel

In dieser Position kann man sehr gut den Größenunterschied zwischen den Partnern ausgleichen. Man benötigt dazu eine Treppe – vorzugsweise eine, auf der niemand sonst unterwegs ist.

Sie stellt sich auf eine Treppenstufe und hält sich am Geländer fest.

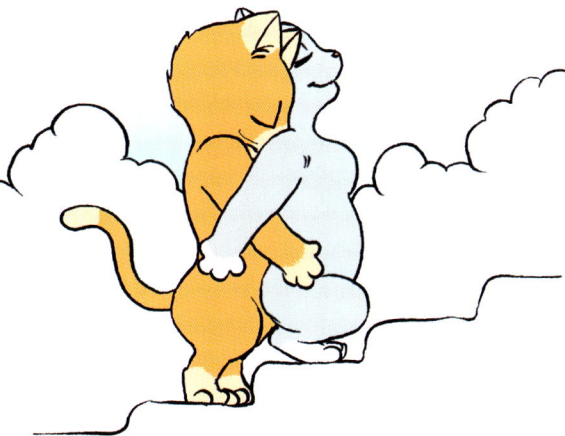

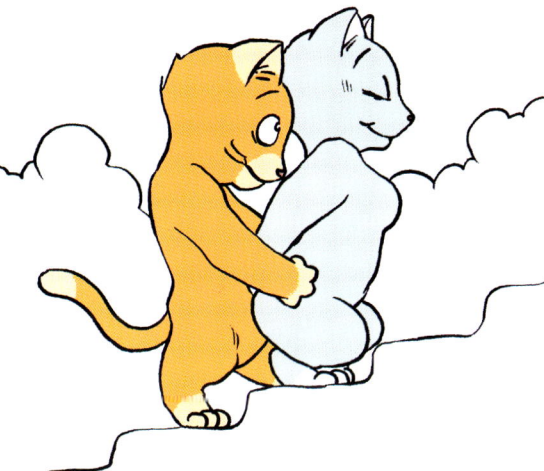

Ihr Partner stellt sich in passender Höhe hinter sie und umfasst ihre Hüften.

Die Süße biegt sich zurück und empfängt ihren Geliebten in sich.

Sie kann sich auch nach vorne beugen und sich auf einer der oberen Stufen abstützen – dies ist der Anfang zum Aufstieg in den Siebten Himmel...

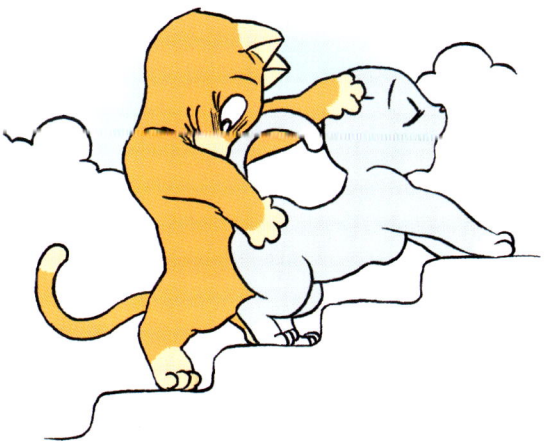

Die hitzige Reiterin

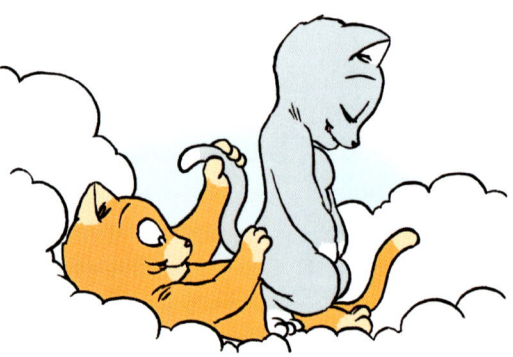

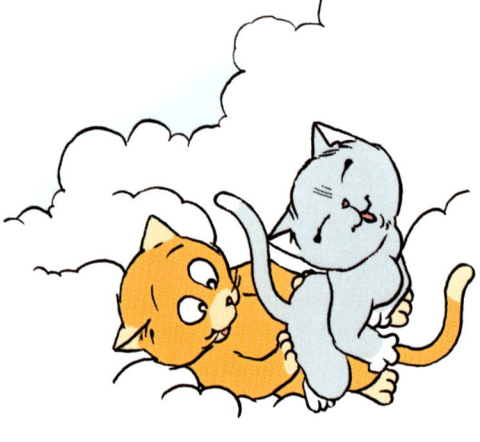

Eine originelle Position, vergnüglich und für beide Liebende exquisit. Er liegt auf dem Rücken, die Beine angezogen.

Sie wendet ihm dem Rücken zu und setzt sich auf sein Schambein. Den Rücken hält sie aufrecht.
In dieser Stellung bietet sich dem Liebenden ein wunderschöner Anblick, und seine Hände sind frei, um über Rücken und Po seiner Amazone zu streichen. Seine Geliebte klammert sich an seine Knie.

Sie hebt und senkt ihre Schenkel, um den Zauberstab in sich auf und ab gleiten zu lassen.

Die versierte Reiterin hält sein Knie wie einen Zügel in einer Hand, mit der anderen massiert sie ihre Klitoris.

Sie kann die Stellung variieren, indem sie sich vornüberbeugt zwischen die Beine ihres Geliebten, und sich auf die Unterarme stützt – oder den Kopf auf den Boden legt und ihren Oberkörper auf den Händen ruhen lässt.

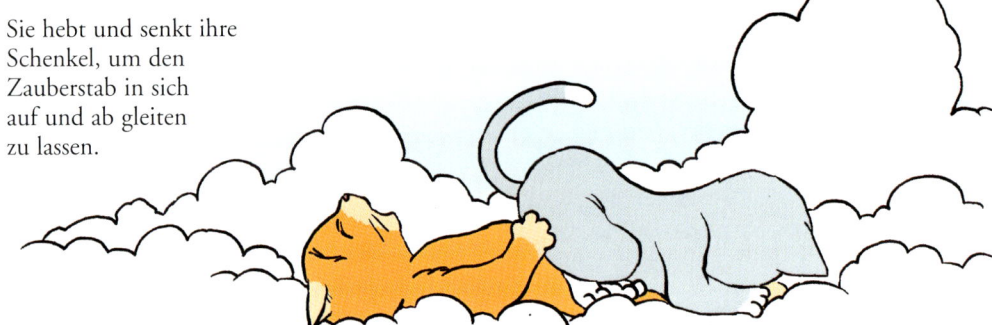

Yin & Yang

Die Liebenden legen sich auf die Seite, mit den Gesichtern zueinander, aber „verkehrt herum". Sie legt ein Bein über die Hüfte ihres Gefährten und eines darunter.

Mit den Händen streicht er über ihre ausladenden Kurven, und sie kostet dieses passive sinnliche Vergnügen aus.

Und wenn sie es wünscht, kann er auch ihren Anus streicheln. Diese Gefühle werden sie trunken machen vor Lust, und es wird nicht lange dauern, bis sie von einem mächtigen Orgasmus überflutet wird.

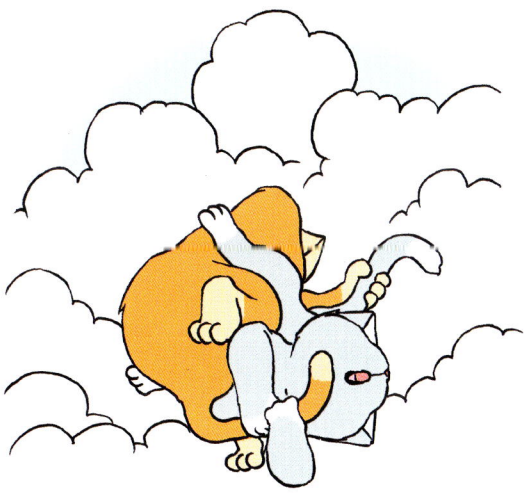

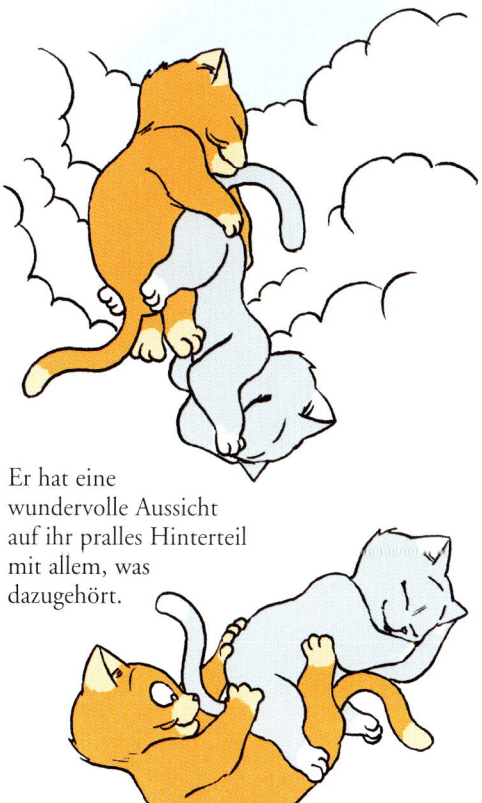

Er hat eine wundervolle Aussicht auf ihr pralles Hinterteil mit allem, was dazugehört.

Ebbe & Flut

Ein neckisches Spiel, bei dem die Herzen ganz im Einklang sind.

Die Liebenden sitzen auf einer festen Matratze einander gegenüber. Sie lässt sich zwischen den ausgestreckten Beinen ihres Liebsten nieder, auf die sie ihre Beine legt.

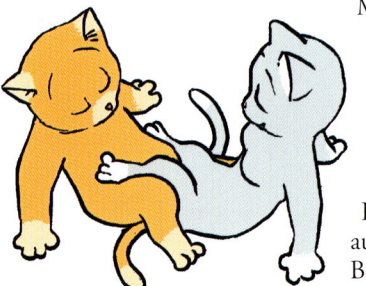

Sie ziehen sich an den Händen, um ihre Schambeine einander anzunähern. Die Arme bleiben gespannt.

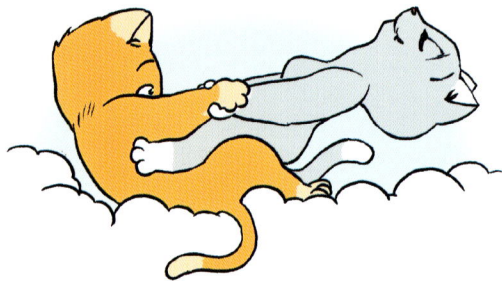

So geht es immer weiter, vor und zurück, vor und zurück... von Seegang und Passatwinden werden sie schnell zu ihrer Insel der Lust getragen! Wenn sie sich aufrichtet, wird ihre Dammmuskulatur ganz von selbst zusammengezogen – beim heiligen Klabautermann, was für eine Wohltat!
Wenn Müdigkeit aufkommt, fällt das Anlegen nicht schwer: Der Geliebte kann die Aufwärtsbewegung dazu nutzen, sich hinzuknien und nacheinander die Beine einzuziehen. Seine Liebste bleibt auf dem Sandstrand liegen und umschlingt die Taille ihres Schatzes mit den Beinen.

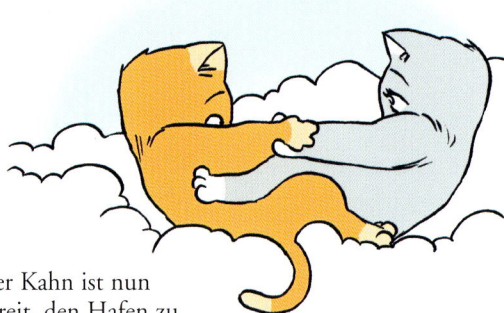

Der Kahn ist nun bereit, den Hafen zu verlassen. Sie streckt sich aus, um ihren Matrosen an Bord zu holen. Der zögert nicht lang und lässt sich seinerseits zurückfallen, was seine Gefährtin wieder aufrichtet.

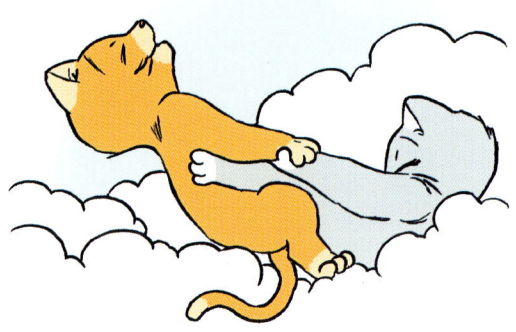

Die Kater-Hängematte

Eine Stellung für die Federgewichte unter den Kätzchen, die auf muskulöse Kater stehen!

Der mit einem kräftigen Bizeps ausgestattete Kater lehnt sich gegen eine Wand oder einen Baum.

Er hebt seine Geliebte hoch und umfasst ihren Po mit verschränkten Händen und seinen Unterarmen, die sich so in eine gemütliche und wärmende Hängematte verwandeln. Sie schlingt ihre Beine um seine Taille, schließt die Schenkel und umarmt ihn zärtlich.

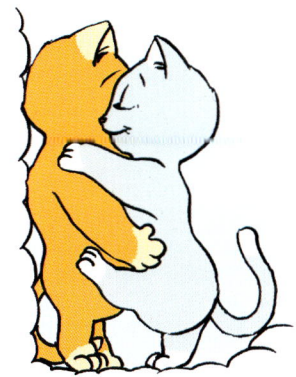

Die Partnerin legt dann ihre Pfoten auf die Wand und nutzt diesen Gegendruck, um ihr Becken nach vorne und hinten schaukeln zu lassen.

Eine köstlich-akrobatische Umklammerung!

Am besten probiert ihr sie im Sommer aus, auf einer Lichtung tief im Wald.

Katzen-Miaus

Hier zeigen wir euch drei Varianten der berühmten „Katzenstellung", hoch geschätzt von allen Liebenden, die auf tiefe Penetration versessen sind. Sie eignen sich auch sehr gut zur Stimulierung des G-Punkts.

Der Frosch Rumba

Sie ruht auf den Knien und legt ihre Unterarme auf den Boden, ihr Geliebter ist hinter ihr.

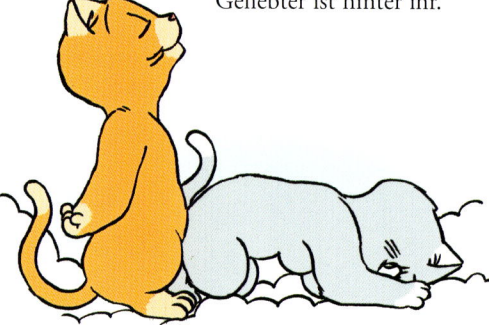

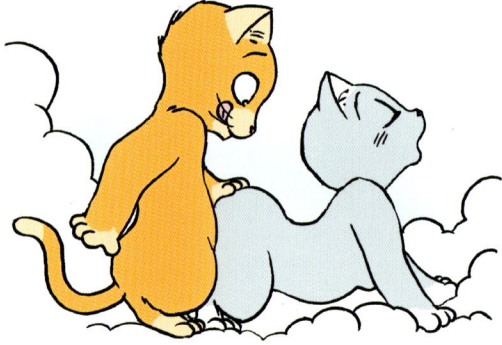

Sie hebt die Brust und den Bauch, indem sie sich auf die Hände stützt, dann lässt sie sich von neuem auf die Unterarme sinken.

Mit dem Auf und Ab ihres Beckens, das in einer erotischen Wellenbewegung schwingt, gibt sie das Tempo vor.
Er bewegt sich nicht, lässt nur mit sich geschehen.

Wenn der Höhepunkt naht, bleibt sie auf allen vier Pfoten und gibt sich seiner fiebrigheißen, riesenhaft angewachsenen Rute hin.

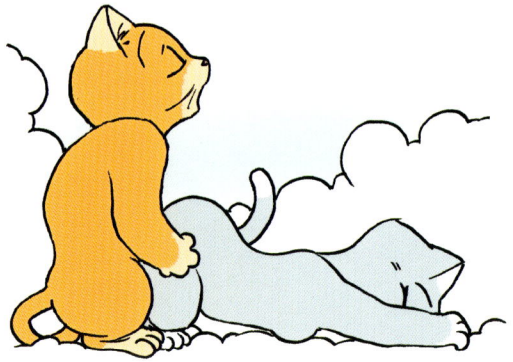

Die wilde Liebe

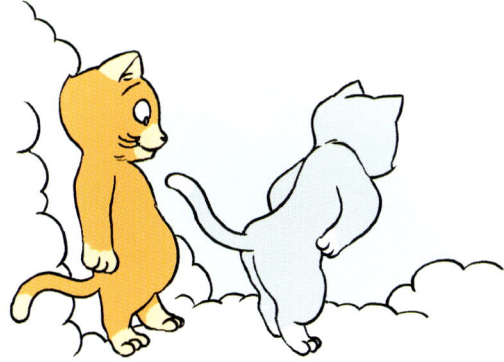

Eine schöne Position, in der sie alles macht und er nur seinen Däumling – pardon, Däumchen dreht. Sie eignet sich sehr gut für ein kurzes Verwöhnen zwischendurch im Freien oder an jedem anderen Ort, wo kein Bett vorhanden ist.

Der Liebhaber steht an eine Wand gelehnt, spreizt die Beine und bietet seine aufragende Männlichkeit ihrem Begehren an. Sie steht vor ihm, kehrt ihm den Rücken und beugt sich mit gespreizten Beinen vor.

Die richtige Position findet sie, indem sie ihre Beine mehr oder weniger stark beugt.

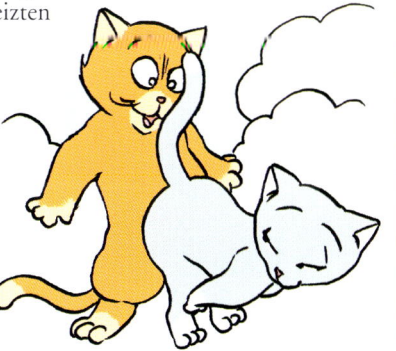

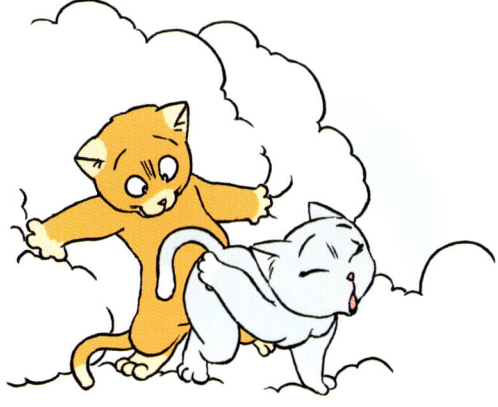

Sie kann die Hände auf den Boden legen oder auf ihre Knöchel, Knie oder Schenkel. Wenn sie sich auf die Schenkel stützt, kann sie sich am besten in den Hüften wiegen.
Schon bald wird sie schreien vor Lust, so intensiv erlebt sie sein Eindringen.

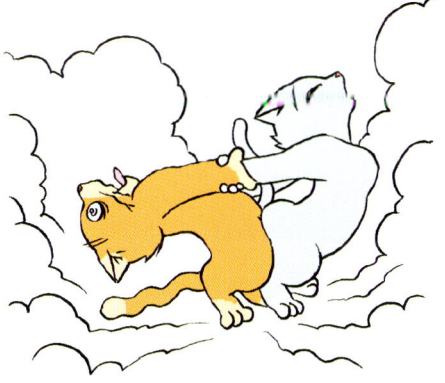

Der lüsterne Gärtner

Diese Stellung ist nur für Paare geeignet, die sportlich und in Topform sind. Man könnte sie auch „das große Miau" nennen, so kraftvoll wird hier die Penetration empfunden.

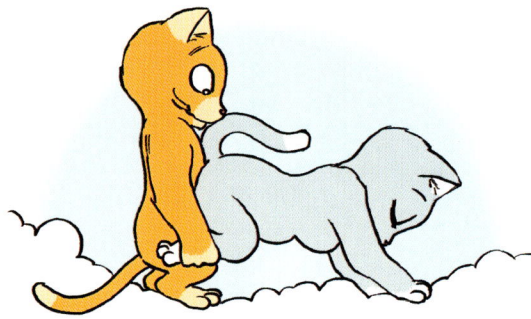

Sie befindet sich auf allen vieren, er geht ein wenig in die Knie, um die Knöchel seiner Geliebten zu ergreifen.
Dann hebt er ihren Unterleib und legt ihn auf seine eigenen Schenkel, die quasi einen Stuhl ersetzen.

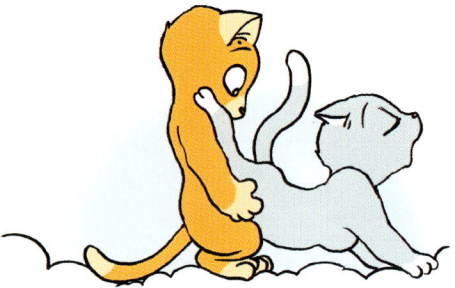

Er dringt in sie ein und hält sie dabei ganz fest. Noch prickelnder wird die Sache, wenn sie auf Vorderpfoten umhergeht und dabei den lüsternen Gärtner in einen entfesselten Tanz führt.

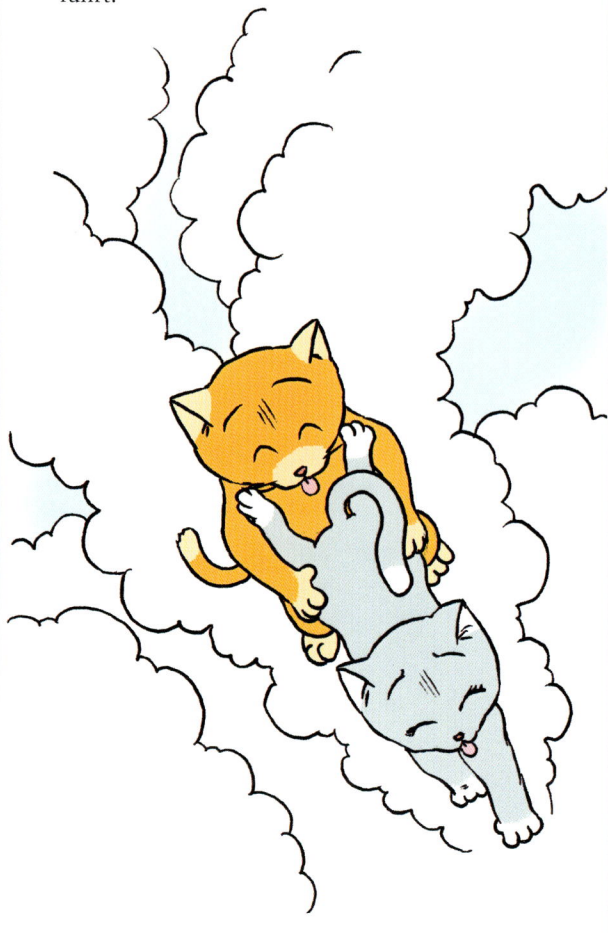

Das Abschlussfeuerwerk

Dies ist eine originelle Möglichkeit für einen krönenden Abschluss.

Der Geliebte liegt auf dem Rücken, mit dem Kopf zum Fußende des Betts, nicht weit von der Bettkante entfernt. Seine Partnerin sitzt auf ihm und reitet ihn mit Leidenschaft.

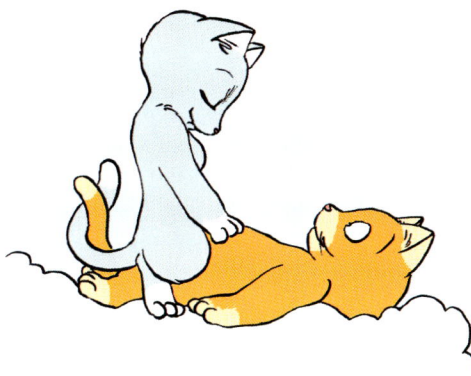

Ist sie gesättigt, umfasst sie ihren Partner an der Brust und zieht ihn über die Bettkante.

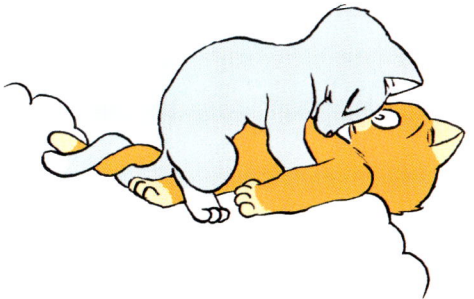

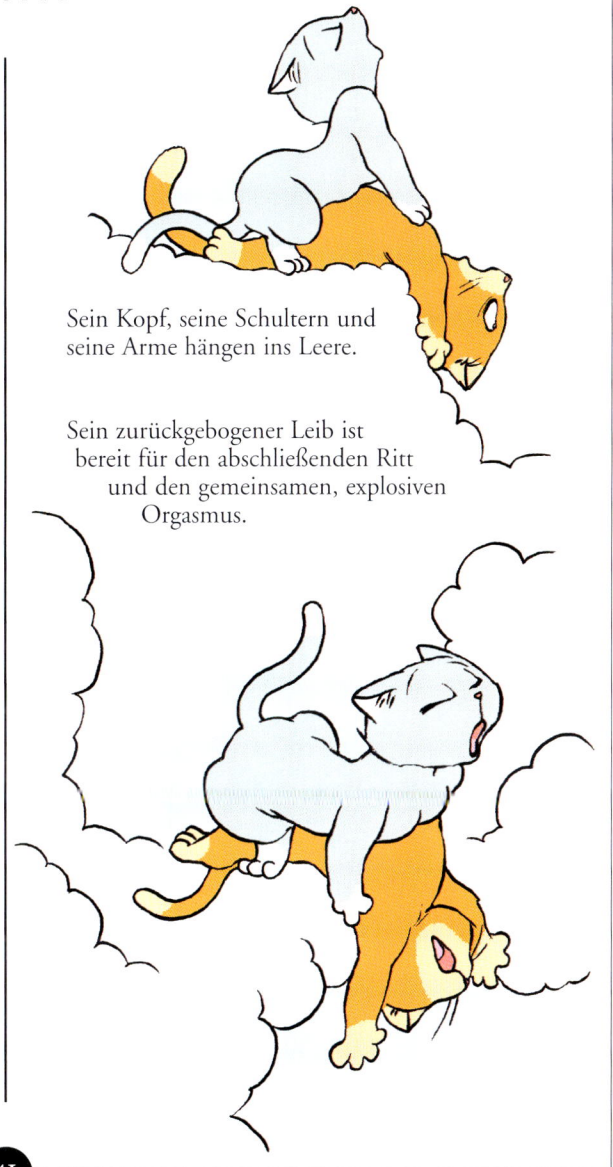

Sein Kopf, seine Schultern und seine Arme hängen ins Leere.

Sein zurückgebogener Leib ist bereit für den abschließenden Ritt und den gemeinsamen, explosiven Orgasmus.

Das Höchste der Gefühle

Etwas ganz Besonderes und Intimes ist der Analverkehr. Die Mehrzahl der Männer ist auf dieses „letzte Tabu", das eng mit Inbesitznahme und Dominierung verbunden ist, ganz versessen – und auch darauf, in eine ganz enge Öffnung einzudringen.

Zum Überleben der Art hat die Evolution für zahlreiche hochspezialisierte Nervenenden am Eingang und am Ausgang des Verdauungstrakts gesorgt. „Oben" wird vom Geschmack, vom Geruch und von der Beschaffenheit der Nahrung – sowie allen damit verbundenen Freuden – die Energieaufnahme angeregt und reguliert; „unten" hingegen besteht der einzige Lustgewinn darin, die Reststoffe auszuscheiden. Deshalb ist alles, was in den Mund kommt, „heilig", und was den Körper verlässt, „schmutzig", doch ist beides unverzichtbar für unser Leben und beides eine Quelle der Lust.
Ein Säugling entdeckt in der „analen Phase" die Lust an der Ausscheidung, was mit dem Machtgefühl des „Gebens" und „Behaltens" zu tun hat.

Dieses Lustgefühl zu bewahren und zu lernen, „sauber" zu werden, ist ein wichtiger Markstein in der Entwicklung des Kindes.

Der Unterleib ist kein Bereich, dessen man sich schämen muss; vielmehr beherbergt er drei wichtige Energiezentren, in denen die Yin- und die Yang-Energie zusammenfließen.
Die Achtsamkeit auf den Bauch zu lenken, hilft, sich zu zentrieren und den Leib ganz auszufüllen.
Das Eindringen muss sanft und von beiderseitiger Zustimmung getragen sein, denn der Schließmuskel zieht sich reflexartig zusammen. Vorbereitende Massagen sind unerlässlich. Lasst euch Zeit.

Diese erogene Zone kann ganz andersartige und sinnenbetörende Lüste verschaffen.

Zahlreiche Positionen begünstigen diese Art des Eindringens: auf dem Bauch, auf dem Rücken, auf der Seite, im Sitzen, auf allen vieren, oben oder unten liegend – sucht euch die aus, die euch am angenehmsten ist.

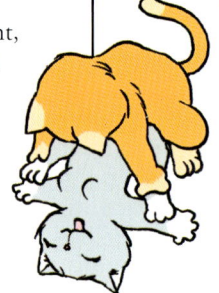

Die Prinzessin auf der Erbse

Die Geliebte legt sich auf einen Berg aus Kopfkissen und streckt alle viere von sich. So kann sie sich am besten entspannen, um das „Höchste der Gefühle" kennen zu lernen. Ihr Schatz schmiegt sich von hinten an sie und gleitet mit seinen Beinen zwischen die seiner Gefährtin. Seine Unterarme ruhen auf den Kissen oder auf ihren Armen.

Die feenhafte Vereinigung

Der Geliebte sitzt auf dem Bett und lehnt mit dem Rücken an der Wand, gestützt von einem Kissen. Er streckt die Beine aus und zieht seine Partnerin zu sich. Sie setzt sich auf seinen Penis und führt ihn dabei mit der Hand. Dann umschließt sie ihren Geliebten mit Armen und Beinen. Sie bewegt sich also von vorne nach hinten und nimmt ihn mit auf eine spiralförmige Woge. Diese Position kommt einem Schmusebedürfnis sehr entgegen – so aneinandergeschmiegt, nimmt man ein Bad der Zärtlichkeit.

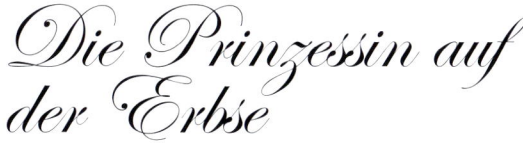

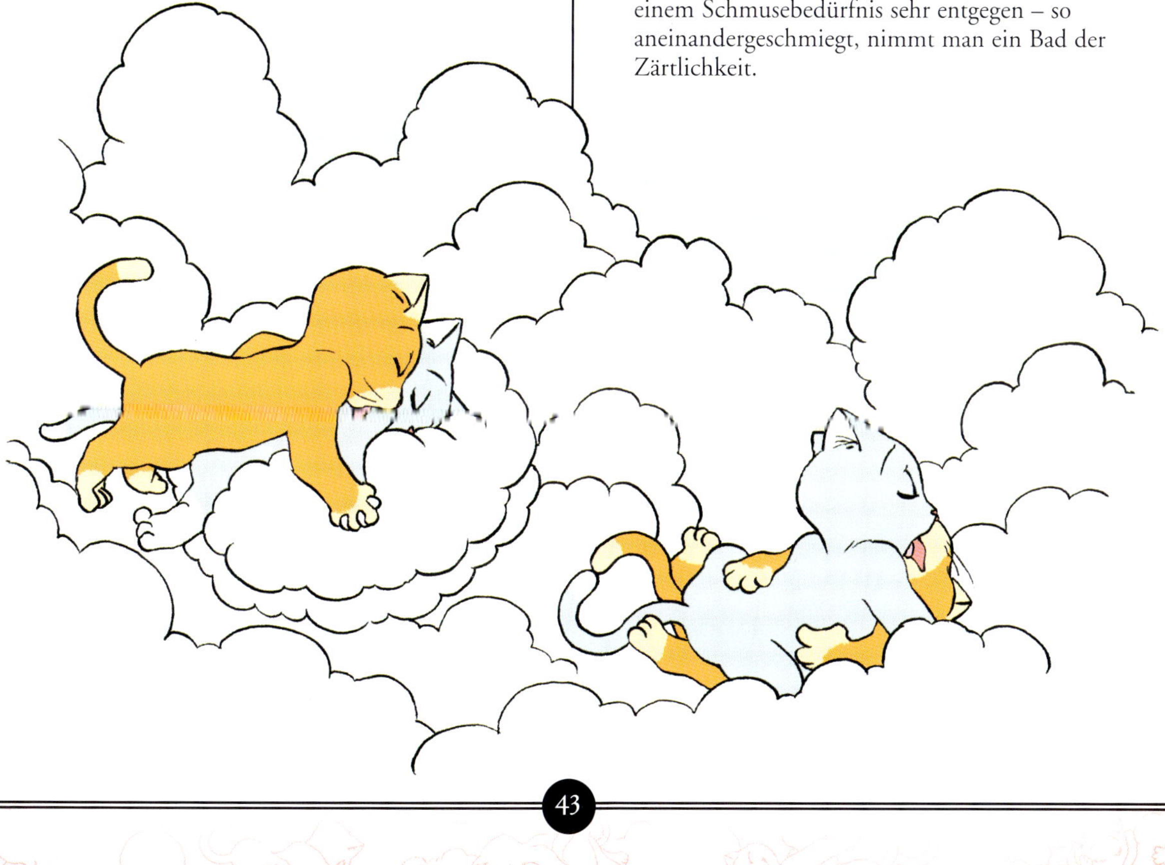

Der Tantrismus

Unter den verschiedenen tantristischen Strömungen in Indien, Tibet und Japan ist nur eine an die Sexualität geknüpft, nämlich der Tantrismus hinduistischen Ursprungs – auch unter der Bezeichnung Vamacara, „der linke Weg", bekannt. Für den Tantrismus sind Materie, Körper und Energie unlösbar miteinander verbunden. Das Universum wird von zwei Ur-Energien regiert, die durch das männliche Prinzip (positive Energie) und durch das weibliche Prinzip (negative Energie) repräsentiert werden. Diese Polarität lebt in uns. Die Chakras, Energiezentren des feinstofflichen Leibs, steuern die Kräfte, die im Innersten feinverästelter Kanäle verlaufen und „Nadis" genannt werden.

„Der linke Weg" transformiert den Geschlechtsakt in eine geheiligte Vereinigung, eine Vereinigung der Körper, der Energien und des Bewusstseins. Beim Orgasmus dürfen Mann und Frau keine Flüssigkeit ausstoßen.

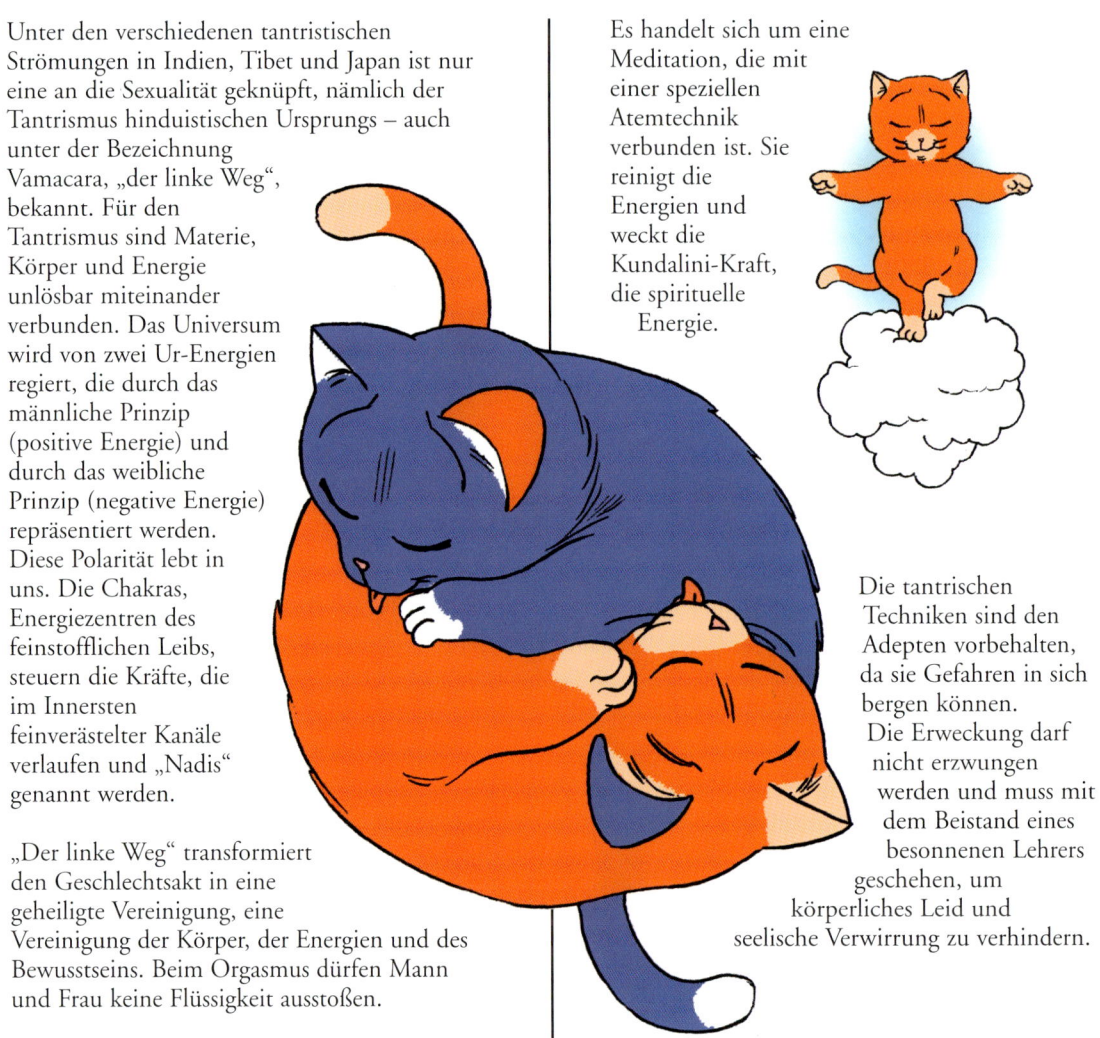

Es handelt sich um eine Meditation, die mit einer speziellen Atemtechnik verbunden ist. Sie reinigt die Energien und weckt die Kundalini-Kraft, die spirituelle Energie.

Die tantrischen Techniken sind den Adepten vorbehalten, da sie Gefahren in sich bergen können. Die Erweckung darf nicht erzwungen werden und muss mit dem Beistand eines besonnenen Lehrers geschehen, um körperliches Leid und seelische Verwirrung zu verhindern.

Die polarisierte Atmung

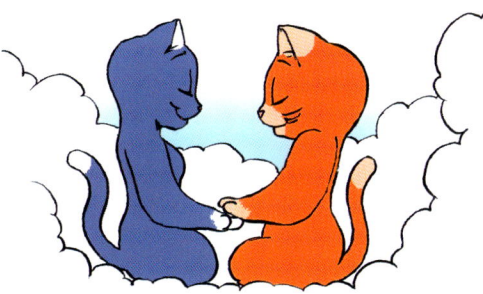

Wir schlagen vor, der Energie in euch nachzuspüren, indem ihr zusammen mit eurem Partner eine abwechselnde Rechts-Links-Atmung praktiziert. Die Übung besteht darin, sich auf die Atmung und die begleitenden körperlichen Empfindungen zu konzentrieren. Euer „Blick nach innen" wird durch euch hindurchgehen und dem Kreislauf durch eure Arme folgen. Bereitet euch gut vor, bevor ihr die Übung zu zweit praktiziert.

Ihr sitzt bequem, mit aufrechtem Rücken, einander gegenüber auf dem Boden oder auf zwei Stuhlen. Legt eure linke Hand auf die Handfläche der rechten eures Partners, eure rechte unter die linke eures Partners.

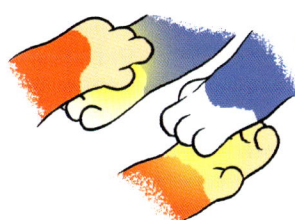

Die linke Hand (-) „empfängt" und die rechte Hand (+) „sendet".

Synchronisiert euren Atemrhythmus, indem ihr gemeinsam ausatmet. Lenkt eure Konzentration in eure linke Hand, atmet ein und stellt euch dabei den Weg vor, den die Luft nimmt – von der linken Hand in den Arm, durch die Schulter und den Brustkorb. Stellt euch beim Ausatmen vor, dass die Luft durch die rechte Schulter strömt, den rechten Arm und die rechte Hand. Wenn ihr ausgeatmet habt, richtet ihr euer Bewusstsein von neuem auf eure linke Hand und atmet wieder durch die linke Seite ein, durch die rechte Seite aus.

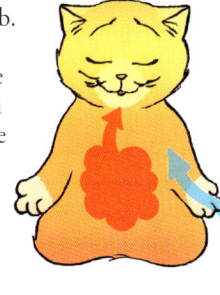

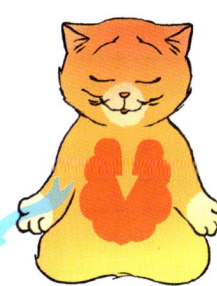

Löst die Hände voneinander, wenn eure Aufmerksamkeit nachlässt, und setzt eure Atemzüge auf die selbe Weise fort; versucht dabei, die Energie zu spüren, die durch eure Hände und die eures Partners strömt. Die Gefühle können ganz unterschiedlich sein – Hitze, Prickeln, Schwingungen, Licht, unterschiedlich wahrgenommene „Luftdichte".

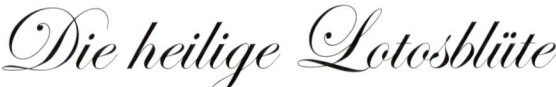

Die heilige Lotosblüte

Diese Position ermöglicht euch, einen Vorgeschmack von der tantrischen Liebe zu bekommen. Das Liebespaar sitzt im Schneidersitz auf einem Kissen, die Fußsohlen gegeneinander oder leicht voneinander abgespreizt.

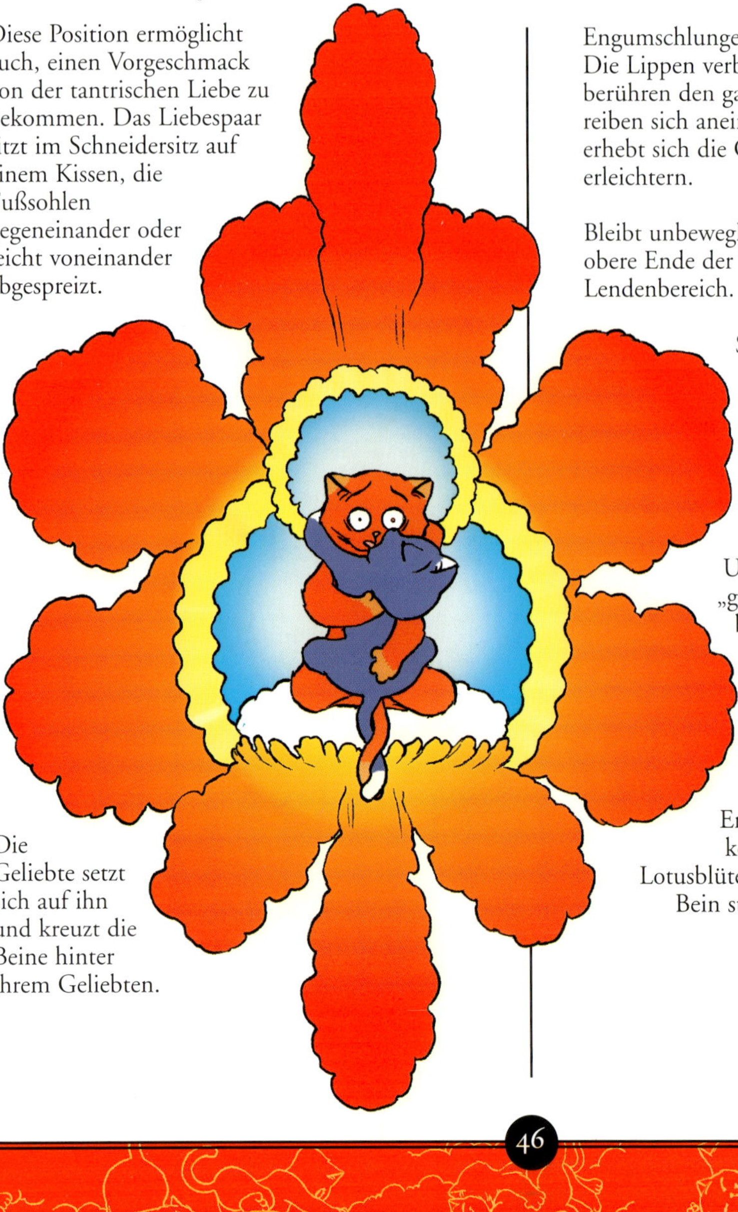

Die Geliebte setzt sich auf ihn und kreuzt die Beine hinter ihrem Geliebten.

Engumschlungen genießen sie ihre Vorbereitungen: Die Lippen verbinden sich miteinander, die Hände berühren den ganzen Körper, die Geschlechtsorgane reiben sich aneinander. Mit der Hilfe ihres Partners erhebt sich die Geliebte, um das Eindringen zu erleichtern.

Bleibt unbeweglich, legt nur die eine Hand an das obere Ende der Wirbelsäule und die andere in den Lendenbereich.

Spürt. Liebt. Atmet.

Wenn ihr eingeatmet habt, zieht den Damm zusammen, während ihr den Atem bei gefüllten Lungen eine Weile anhaltet; dann erst atmet wieder aus.

Um in dieser Stellung die ganz „gewöhnliche" Liebe zu vollenden, bewegt sie sich vor und zurück und wird von ihm an den Hüften oder am Po festgehalten. In dieser Position wird ihr Miau-Punkt angenehm stimuliert.

Erfahrene Liebhaber können die heilige Lotusblüte auch auf einem Bein stehend versuchen.

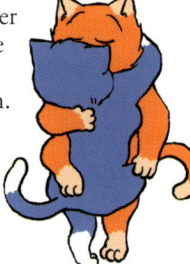

Und wenn ihr jetzt, trotz aller Übungen,
noch immer nicht im Siebten Himmel angekommen seid,
dann schlagt dieses Buch zu...

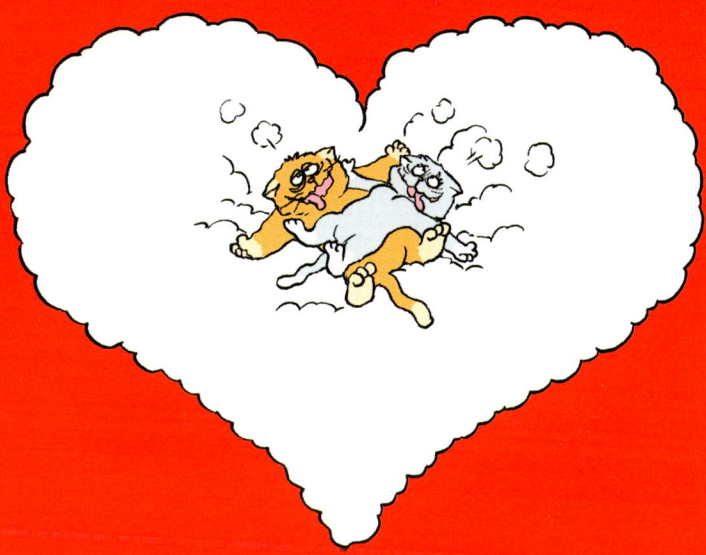

...und vertraut euch eurer Intuition an!

Von Claire & Christian Gaudin

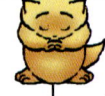

**MASSAGEN
FÜR KATZEN**

**SCHÖNER SCHNURREN
SURVIVALTRICKS FÜR KATZEN**

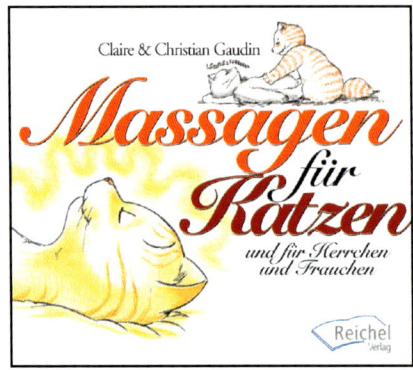

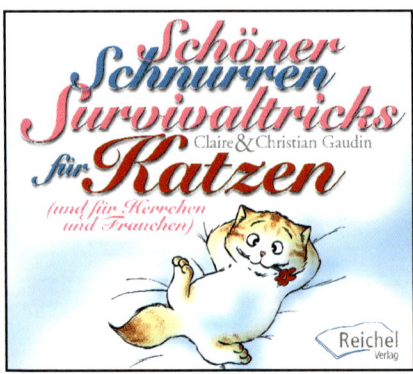

48 Seiten, ISBN 978-3-926388-90-0
Euros 12,95

48 Seiten, ISBN 978-3-926388-90-0
Euros 12,95

Erste deutsche Ausgabe 2009
© Reichel Verlag
Reifenberg 85
D - 91365 Weilersbach
Tel. 09194 - 8900 - Fax - 4262
E-Mail: info@reichel-verlag.de
www.reichel-verlag.de

Text: Claire Gaudin
Illustrationen und graphisches Design: Christian Gaudin
Farbgestaltung: Amazing Amé
Übersetzung: Elmar Tannert
Dank an Anne Botella und Geneviève Gauckler

Titel der französischen Originalausgabe: Le kamasutra des Chats
© Les éditions du Relié & les auteurs 2009
ISBN 978-3-926388-99-5